O JEJUM COMO OPORTUNIDADE DE RECUPERAR A SAÚDE

Rüdiger Dahlke

O JEJUM COMO OPORTUNIDADE DE RECUPERAR A SAÚDE

Tradução
ZILDA HUTCHINSON SCHILD SILVA

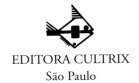

EDITORA CULTRIX
São Paulo

Título original: *Fasten Sie sich gesund.*

Copyright © 2004 Heinrich Hugendubel Verlag, Kreuzlingen, Munique.

Todos os direitos reservados. Nenhuma parte deste livro pode ser reproduzida ou usada de qualquer forma ou por qualquer meio, eletrônico ou mecânico, inclusive fotocópias, gravações ou sistema de armazenamento em banco de dados, sem permissão por escrito, exceto nos casos de trechos curtos citados em resenhas críticas ou artigos de revistas.

A Editora Pensamento-Cultrix Ltda. não se responsabiliza por eventuais mudanças ocorridas nos endereços convencionais ou eletrônicos citados neste livro.

Dados Internacionais de Catalogação na Publicação (CIP)
(Câmara Brasileira do Livro, SP, Brasil)

Dahlke, Rüdiger
    O jejum como oportunidade de recuperar a saúde /
Rüdiger Dahlke ; tradução Zilda Hutchinson Schild
Silva. -- São Paulo : Cultrix, 2006.

    Título original: Fasten Sie sich gesund.
    ISBN 85-316-0933-X

    1. Cuidados pessoais com a saúde 2. Dietética 3. Jejum
4. Saúde - Promoção I. Título.

06-2873   CDD-613.25

Índices para catálogo sistemático:
1. Jejum : Método de dieta : Promoção de saúde   613.25

O primeiro número à esquerda indica a edição, ou reedição, desta obra. A primeira dezena
à direita indica o ano em que esta edição, ou reedição, foi publicada.

Edição	Ano
1-2-3-4-5-6-7-8-9-10-11	06-07-08-09-10-11-12-13

Direitos de tradução para o Brasil
adquiridos com exclusividade pela
EDITORA PENSAMENTO-CULTRIX LTDA.
Rua Dr. Mário Vicente, 368 — 04270-000 — São Paulo, SP
Fone: 6166-9000 — Fax: 6166-9008
E-mail: pensamento@cultrix.com.br
http://www.pensamento-cultrix.com.br
que se reserva a propriedade literária desta tradução.

Impresso em nossas oficinas gráficas.

Sumário

Prefácio 9

I Jejuar — Os princípios fundamentais 13
1. Por que é muito prático jejuar? 13
   Por que o jejum funciona tão bem? 14
   Jejuar é moderno 15
   Realmente existem resíduos nocivos? 17
   Quando não existe euforia com o jejum 18
   Use o jejum como uma viagem ao próprio passado ... 19
   *A harmonia entre o corpo, a alma, o espírito
   e o meio ambiente* 19
   *O médico interior ou as tendências de autocura
   do organismo* 21
   *O jejum como o pólo feminino oposto à medicina
   masculina de empreendedores* 23
2. Quem deve jejuar? 24
   A oportunidade para a sociedade 25
   O problema da responsabilidade pessoal 26
   Para quais sintomas ajuda jejuar? 26
   Princípios primordiais e arquétipos 27
3. Qual é o momento correto para jejuar? 28
   Jejum da primavera 28
   Jejum do outono 28
   O jejum e as fases da lua 29
4. O que faz mal à pessoa que jejua? 30
   O stress e a agitação 30
   Os medicamentos 30
   Os venenos prazerosos 31
   Outros "perturbadores da paz" 31

5. Onde deveríamos jejuar?	32
Clínicas e sanatórios	32
Seminários	32
O jejum em grupo	33
Nas férias, em casa ou durante o trabalho?	33
6. Com quanta freqüência podemos ou devemos jejuar?	34
Engordar com o jejum	35
7. Por quanto tempo podemos ou devemos jejuar?	35
8. Que problemas podem surgir durante o jejum?	36
Oscilações de humor	36
O sono	37
Efeitos sobre a menstruação	41

II Oportunidades durante o período de jejum 43

9. Tranqüilidade interior	43
Percepção modificada	43
Relaxamento e meditação	44
Pinte mandalas para centralizar-se	45
10. Movimento	46
Bem-estar e boa forma física	46
Treinamento da resistência	47
Alongamento	47
Qi Gong e Tai Chi, yoga e Feldenkrais	48
Jogos de equilíbrio e movimentação	48
11. Desta maneira você apóia a desintoxicação	49
O Tepidarium e sauna	49
Excesso de acidez e jejum	49
A respiração conectada para a limpeza de resíduos nocivos e como psicoterapia	50
Banhos	51
Banhos para eliminar a acidez	51
Movimento de resistência como medida de eliminação da acidez	51
12. Desintoxicar, limpar os resíduos nocivos, soltar-se em todos os âmbitos	51
13. Cuidados durante o jejum	52
Zeladores exteriores e interiores	52

Comunicação no grupo de pessoas concordes.................	53
Quando jejuamos sozinhos	53
14. Alimento para a alma durante o jejum	54

III Sintomas típicos durante o jejum 57

15. Pele e tecidos..	57
Pele flácida devido à diminuição da pressão.................	57
O jejum e os processos de envelhecimento	58
O jejum e o prolongamento da vida	58
16. Sintomas psíquicos e sintomas físicos	60
Piora da capacidade visual..	60
Problemas estomacais	60
Problemas de peso	61
Medos...	62

IV As variantes do jejum 65

17. Que tipos de jejum existem?....................................	65
Dietas parciais..	65
Jejum de sucos	66
Dieta da batata e do arroz	66
Dieta de frutas para aliviar o organismo	67
Dieta de legumes	67
Sopa de legumes para emagrecer..................................	68
A cura pelo bife e pela salada.....................................	70
Dietas de redução de calorias	70
18. Formas especiais de jejum	71
Psicoterapia durante o jejum	71
Caminhadas durante o jejum	71
O silêncio durante o jejum	72

V O programa de jejum 75

19. Preparação para o primeiro dia...............................	75
A última maçã	75
Beber ou A Água da vida	76
Qual é a água apropriada?...	77
Outras bebidas para o jejum.......................................	79
O vício e as crises de abstinência	83
Fome	87
A limpeza do intestino	91

20. O segundo dia	96
A *compressa para o fígado*	97
A *circulação*	99
21. O terceiro dia	103
Vença a luta contra o "porcalhão interior"	103
O princípio da esperança	104
O significado dos sintomas durante o jejum	105
As crises do jejum	106
22. A crise do sétimo dia	107

VI Depois do jejum – A nova vida começa

A nova vida começa	109
23. O primeiro dia de recuperação	110
Use o reflexo da saciedade como oportunidade	111
O melhor momento para interromper o jejum	111
O café da manhã como interrupção do jejum	111
O ritmo ideal do jejum	112
A mastigação como um ritual	112
A ingestão de água e o sal	113
A evacuação com o intestino afetado pela civilização	114
24. O segundo dia de recuperação	114
O que se pode comer e a partir de quando?	114
Receitas para o período de recuperação	116
25. A comida depois do jejum	117
Ideologias da alimentação	117
Alimentação segundo o tipo	117
Paralelos entre alimentação e estilo de vida	118
O homem e o porco	119
Excesso de acidez	120
Integral ou semi-integral?	121
A alimentação depois do jejum: resumo	129
26. A vida depois do jejum	130

Apêndice

O jejum entre nós	133
Agradecimento	134
Notas	135

Prefácio

Quando comecei a jejuar regularmente há 30 anos, senti-me como um excêntrico e não era raro as pessoas me ridicularizarem. Eu fiz a minha primeiríssima experiência ainda durante o período ginasial, o que deu um grande susto nos meus pais, que logo chamaram o médico da família. A conseqüência foram os comentários adequados à situação ... Excetuando-se Otto Buchinger, o antigo mestre do jejum, e Helmut Lützner, nos anos 60 e 70 quase não havia exemplos no âmbito médico.

Porém, se mergulharmos no passado cinzento, nós podemos encontrar muitas indicações do jejum em todas as grandes religiões. Somente na Bíblia encontrei todos os fatos necessários sobre o assunto, naturalmente em apresentação bíblica.

Quando eu escrevi o meu primeiro livro no final dos anos 70, não foi por acaso que se tratou de um livro sobre o jejum, cujo título é *Bewusst Fasten* [Jejuar com consciência]. O livrinho existe até hoje. Ele baseia-se intensamente nos princípios fundamentais religiosos e espirituais que eu havia encontrado na época. Como tantos outros livros sobre o jejum — nesse ínterim já se trata de um grande número deles — nesse meio-tempo ele tornou-se obsoleto.

Hoje é verdadeiramente moderno jejuar, o que se revela em muitos aspectos. Quando, há cerca de 20 anos, eu procurei um lugar para os primeiros seminários sobre jejum e bati na porta dos mosteiros, o assunto na verdade não era desconhecido; no entanto, o jejum propriamente dito o era. Abades gentis me perguntavam o que haveríamos de comer durante o jejum. Informados de que queríamos jejuar e não comer nada, na maioria das vezes reagiam com um espanto inacreditável. Hoje, não são poucos os mosteiros e comunidades religiosas que fazem períodos de jejum.

Nos nossos seminários mostra-se a tendência geral para o jejum. Em 1980 começamos com um pequeno grupo de 20 participantes, observados com desconfiança e surpresa crítica. Fazíamos esse seminário uma vez por ano e o número de participantes aumentou pouco a pouco. Logo fizemos um segundo, e depois chegamos à clássica cura de jejum na primavera e outra no outono. Depois de alguns anos já eram 4 seminários — 2 na primavera e 2 no outono, que permitiam um período de 16 dias de jejum, um depois do outro. O seminário de 7 dias "Nosso corpo — templo da alma" é um entusiasmado curso para iniciantes, com música, ginástica e massagem. O seminário "Jejuar — silenciar — meditar" forma o pólo oposto, como um severo exercício de jejum de nove dias, baseado na tradição zen. Nos últimos 10 anos, esses seminários, tanto na primavera como no outono, ficaram regularmente lotados e, realmente, a minha própria capacidade limitada — gosto de comer quando não estou ministrando seminários — impediram novas ofertas.

Com o passar dos anos, a terapia dos sintomas das doenças acompanhada de pelo menos 14 dias de jejum tornou-se uma coisa natural no *Heil-Kunde-Zentrum Johanniskirchen* e é aceita há bastante tempo. Os tempos em que as pessoas que jejuavam eram compassivamente ridicularizadas já passaram. Atualmente, elas são contempladas com compenetrado respeito por um exército cada vez maior de concidadãos, e a sua saúde e irradiação são invejadas.

Numa época de fartura e de luxo que causa doenças, o jejum transforma-se numa compensação apreciada e há muito tempo ele não está mais limitado aos que buscam a religião e as coisas espirituais.

Por isso, eu atendi com prazer ao pedido da editora Hugendubel, prontificando-me a escrever um livro novo e moderno sobre o jejum para o presente, que inclui todos os meios de ajuda que hoje facilitam um período de jejum e, principalmente, podem inspirar a recuperação da saúde logo depois. Este livro pretende trazer imagens à vida e colocar cor no jejum; e na forma de um aconselhamento compreensível, adequado ao tempo, levar depressa às coisas mais importantes, respondendo às perguntas essenciais.

Na medicina natural fez-se muita coisa nos últimos 20 anos e eu também desenvolvi um grande número de programas, que podem ser úteis para apoiar o jejum. Se, no princípio, eu desaconselhei jejuar no caso de problemas de peso, nesse meio tempo, o jejum transformou-se num apoio importante também desse ponto de vista — desde que esse período seja usado para lidar com os próprios padrões de obesidade. Assim, eu posso dizer que, mesmo depois de uma longa experiência, ainda continuo descobrindo novas possibilidades desse método tão antigo e ao mesmo tempo tão moderno.

Descobrir a si mesmo ao jejuar e sempre envolver-se em novas e não imaginadas possibilidades, como aconteceu comigo, é o que desejo a todos os leitores e "jejuadores". É realmente fácil recuperar a saúde jejuando e o jejum pode trazer um prazer infinito à sua vida.

Rüdiger Dahlke

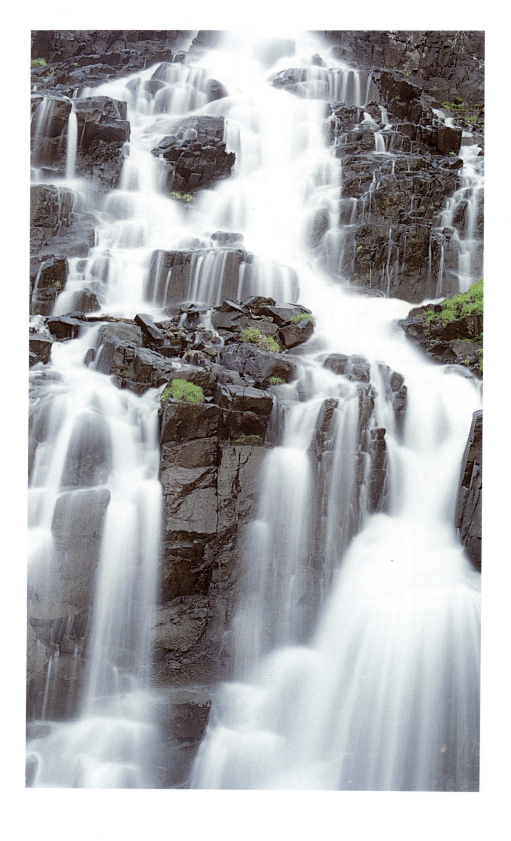

I Jejuar — Os princípios fundamentais

1. Por que é muito prático jejuar?

Quem já experimentou a sensação maravilhosa depois de fazer uma faxina de primavera ou, depois de um longo tempo, se sentiu impelido a arrumar o escritório ou então apenas a escrivaninha, sabe mais ou menos como nos sentimos depois de um período de jejum. Quando a ordem é restabelecida outra vez, aumenta a coragem de viver e as energias fluem de um modo novo. Durante o jejum — a organização interior —, um sentimento elevado já pode apresentar-se. Nesse contexto, os terapeutas do jejum falam até mesmo de uma euforia do jejum.

O jejum aumenta o sentimento de estar vivo

O jejum é muito mais do que um caminho terapêutico para a eliminação dos problemas de saúde. Ele é um método maravilhoso para aumentar toda a disposição de viver. Muitas vezes ele até nos deixa em condições de pousar os remos em situações ameaçadoras e dar à vida uma nova direção.

Recentemente propagou-se a supressão do jantar — *"dinner-canceling"* no novo alemão — para melhorar a disposição. A ciência descobriu que o corpo em jejum produz maior número de hormônios do crescimento. O crescimento nos mais diferentes âmbitos parece realmente andar junto com uma melhora da disposição. Nesse caso, se a renúncia ao jantar já cria um efeito perceptível, dá para imaginar como seria grande esse efeito no jejum consciente, em que todas as refeições são eliminadas? E, de fato, muitas pessoas surpreendem-se em seu primeiro jejum com um renovado desejo de viver — principalmente quando ultrapassam os três primeiros dias, que freqüentemente são acompanhados de fenômenos de adaptação.

O jejum estimula o crescimento psíquico e espiritual

Mas aqui mostra-se mais um segredo do jejum. O aumento dos hormônios do crescimento no sangue descreve apenas o aspecto físico. Com o tempo e as repetidas curas pelo jejum, torna-se mais importante o crescimento psíquico e espiritual que se apresenta no jejum, especialmente quando ele é sugerido e estimulado pelos correspondentes exercícios.

Além disso, de fato — e independentemente do corpo — o jejum é um surpreendente motor de desenvolvimento. Há cerca de 25 anos tenho acompanhado o maravilhoso apoio que os pacientes da psicoterapia experimentam com o jejum. Quando o corpo expele os velhos resíduos rejeitados pelo intestino, que corresponde simbolicamente ao seu reino dos mortos, é muito mais fácil soltar do inconsciente tudo o que está velho e que se tornou supérfluo. Isso, por assim dizer, transforma o jejum consciente num exercício de desapego. Ele torna-se uma terapia ou, melhor ainda, um caminho.

Por que o jejum funciona tão bem?

A limpeza da primavera no próprio corpo

Nos milhões de anos da evolução, o nosso organismo obviamente aprendeu a adaptar-se às épocas de escassez. Antes de as religiões descobrirem o jejum, as pessoas em zonas climáticas com estações do ano bem definidas devem ter passado fome na primavera quando acabavam as suas provisões. Dessa necessidade o organismo fazia uma virtude, e usava esse tempo para um trabalho de arrumação interior e para os processos de regeneração. Assim como os homens antigos juntavam suas últimas provisões e usavam tudo o que havia sobrado e o que havia sido abandonado, o seu organismo se punha a sanear os locais de construção não dominados e as zonas problemáticas. Somente depois disso é que ele atacava as provisões acumuladas em épocas melhores na forma de tecidos gordurosos. Então, certamente, desde o início houve uma espécie de limpeza da primavera na casa do corpo.

Qualquer pessoa pode deduzir a lógica com que o corpo faz uma limpeza de casa por meio da própria experiência de vida. Em primeiro lugar, ele usa as reservas de hidrato de carvão instaladas na forma de glicogênio nos músculos e no fígado — elas correspondem ao dinheiro disponível na conta corrente bancária. Depois de um meio dia essas reservas já foram usadas, o que sentimos como fome. Na conta corrente em geral também deixamos somente pequenas somas.

Então o organismo — antes ainda de atacar as suas reservas de ferro na forma de gordura corporal (comparável ao dinheiro na poupança) — tenta tirar energia de projetos e locais de construção abandonados. Na nossa analogia, esse talvez seja o momento em que nos dedicamos à desagradável tarefa de cobrar as dívidas. Isso não é muito fácil, porque os devedores preguiçosos gostam de se esquivar.

Assim que esses pontos de construção estiverem concluídos e as energias disponíveis forem gastas, é a vez das grandes reservas do tecido gorduroso — justamente o depósito a prazo fixo. É perfeitamente possível existir com ele e, afinal, trata-se até de um trabalho muito agradável, porque a gordura, como o dinheiro em depósito a prazo fixo, existe numa forma facilmente acessível — depois que a primeira relutância é vencida. Assim nos poupamos inclusive dos esforços do tratamento mecânico, e isso às vezes nos deixa eufóricos. Além disso, não precisamos mais trabalhar por esse depósito a prazo fixo (nós já fizemos isso) e, apesar disso, podemos gozá-lo. Uma única diferença: a maioria das pessoas sabe valorizar o desaparecimento das almofadas de gordura, enquanto lamenta quando as almofadas financeiras se derretem. Mas no verdadeiro sentido da palavra, ambos podem tornar a pessoa mais leve. Além do mais, a gordura ainda traz os traços do depósito da atual situação de vida, portanto de modo nenhum tem sempre a mesma qualidade.

Somente quando todos esses depósitos estiverem esgotados, o que em geral demora algumas semanas mesmo em pessoas de peso normal, o organismo começa a atacar as estruturas que devem ser mantidas — são recomendadas as vendas de emergência.

Jejuar é moderno

Numa época como a nossa, que rende homenagem à abundância e coloca o luxo acima de tudo, em muitas pessoas por assim dizer desenvolve-se como reação contrária uma espécie de desgosto pela abundância. Aqui o jejum oferece uma saída nova e ao mesmo tempo antiqüíssima. Melhorar a saúde e elevar o ânimo pela

O jejum é um componente da nossa sociedade moderna

renúncia voluntária e com responsabilidade pessoal está ficando cada vez mais popular. Há tempos o jejum deixou para trás a aura de ascese religiosa e a antiquada imagem de apostolado da saúde e conquistou os mais modernos oásis de bem-estar e os templos da boa forma. Está tornando-se bastante chique encontrar realização interior na luta contra a tendência ao luxo e na renúncia às coisas materiais.

O jejum correto amplia a consciência

O que pode parecer um pouco cansativo à primeira vista, se for melhor analisado e, principalmente, depois da primeira experiência pessoal, logo transforma-se num caminho surpreendentemente simples, muito barato e, além disso, extremamente eficaz para adquirir um corpo e uma sensação de vida novos, positivos. No máximo na segunda cura com o jejum — na qual não estamos mais tão concentrados no corpo — sentimos o quanto a mente e a alma também aproveitam esses períodos de renúncia. Aqui estão o verdadeiro encanto e o sentido mais profundo de um período de jejum. Enquanto nos concentrarmos somente nos efeitos positivos do jejum sobre o corpo e não percebermos as mudanças na consciência, ainda não reconheceremos a grande oportunidade que o jejum oferece.

Mudanças na consciência como conseqüência positiva do jejum

O corpo como a casa da alma

Se usarmos mais uma analogia, podemos comparar o organismo com a casa da alma. A idade revela o tempo que a alma já viveu na sua casa. No decurso dos anos e das décadas, em cada casa surgem coisas que não são mais usadas e que, conseqüentemente, são armazenadas e acomodadas em porões e sótãos. De início isso não é nenhum problema, pois os quartos de depósito — no organismo, os tecidos conjuntivos e gordurosos — estão vazios e têm capacidade de recepção. Com o passar do tempo e dos anos, os depósitos da casa ficam cada vez mais cheios e, em determinado momento — conforme a capacidade individual — estão cheios até a borda. Há algo que diz que esse estado é responsável pelo fato de os médicos diagnosticarem um reumatismo e tentarem suprimir os sintomas desagradáveis com analgésicos e antiinflamatórios. O efeito disso é tão eficaz como se borrifássemos perfume nas latas de lixo cheias da casa da alma três vezes por dia para controlar o cheiro desagradável.

Como acontece a demolição

O jejum, em vez de suprimir os sintomas, inicia um processo de mudança com o "trabalho" de arrumação, limpeza dos resíduos nocivos e nova organização. O organismo começa a anular os procedimentos de sedimentação. O que foi expedido por último para o porão e o tecido conjuntivo, é demolido em primeiro lugar. A cada dia de jejum penetramos mais profundamente nas sedimentações. O organismo livra-se camada por camada de tudo o que juntou durante os anos, à medida que demole os tecidos depositados e os conduz através do sangue para o metabolismo. Dessa maneira, são metabolizados ou queimados em primeiro lugar os resíduos nocivos e depois sobretudo a gordura. Por esse motivo, o corpo sempre tem bastante combustível à disposição durante o jejum.

Tirar antigas sedimentações com o jejum

Realmente existem resíduos nocivos?

Quase todos os médicos de jejum partem do pressuposto de que existem resíduos nocivos, enquanto muitos médicos tradicionais negam isso. Portanto, faz sentido analisar essa temática independentemente de ideologias e de modo o mais isento possível de desaprovação. Os médicos tradicionais também não contestam que a calcificação das artérias começa logo depois da puberdade nos países com indústria altamente desenvolvida e a correspondente pressão da sociedade. Esse cálcio não pertence aos vasos e pode ser inteiramente descrito como sedimentações ou resíduos nocivos. Do mesmo modo, podemos classificar o entulho nas articulações reumáticas, como a proverbial areia na engrenagem. Também a formação de pedras na bexiga, nos rins, na vesícula, no intestino (pedra de fezes) e entre os dentes (tártaro dentário) podem ser consideradas como resíduos nocivos. O mesmo vale para as sedimentações de gordura no fígado e ao redor do coração, bem como principalmente para a gordura corporal exagerada. Seja como for que denominemos todas essas "sedimentações" que impedem a vida, infelizmente elas existem — e por sorte são reduzidas por meio do jejum.

Existem diferentes formas de resíduos nocivos

Durante o jejum o corpo recebe calorias suficientes

Quem calcular quanta gordura perdeu no final do período de jejum, e transformar o resultado em calorias, constatará que dia a dia esteve suficientemente abastecido. Uma perda média diária de cerca de 400 gramas em dez dias de jejum soma 4000 gramas ou quatro quilos. Disso é preciso tirar 1000 gramas ou um quilo, que é devido à eliminação de líquidos por causa da restrição do sal; então restam três quilos, ou 3000 gramas. Como cada grama de gordura corresponde a um valor de queima de mais de nove quilocalorias, em dez dias o organismo tinha à disposição 3000 vezes nove ou 27.000 quilocalorias, o que equivale a uma ração diária de cerca de 2700 quilocalorias. Desse ponto de vista não há motivo para preocupação. Ao contrário!

O processo normal da digestão, desde colocar os alimentos na boca até a sua transformação em matéria-prima legítima do corpo já gasta um quarto das calorias adquiridas. Essa energia é economizada pela pessoa que jejua. Se adicionarmos esse quarto, portanto 700 quilocalorias às 2700 quilocalorias da queima das gorduras, temos um resultado de 3400 quilocalorias — e esse é, por assim dizer, uma quantidade régia de energia.

Durante o jejum economiza-se energia

A gordura propriamente dita já existe na forma certa para o corpo, e o organismo vive decididamente de modo mais simples, melhor e sobretudo com um custo (energia) mais favorável a partir dela do que com a banha de porco, estranha ao corpo. Esse superávit devido à economia de energia deve ser o motivo para o sentimento muitas vezes descrito como euforia, pois muitas pessoas que jejuam sentem que têm uma força tão grande que poderiam arrancar árvores.

Quando não existe euforia com o jejum

Se não houver esse estado, e não houver nem traços de euforia ou de uma grande energia, em geral acontece algo ainda melhor e mais importante. Pois isso pode fazer com que o organismo, com a sua inteligência, use a oportunidade e empreenda uma revisão na velha construção, por exemplo, sanando uma inflamação crônica. Então ele talvez até gaste mais energia do que realmente teria à disposição, o que pode aparecer como fraqueza e esgotamento.

Use o jejum como uma viagem ao próprio passado

A pessoa que jejua penetra tanto na sua "casa do corpo", ou seja, nos tecidos conjuntivos, na sua própria história camada por camada, que a sua expressão corporal se encontra nas correspondentes sedimentações de gordura, ou seja, no tecido conjuntivo. Assim como as camadas de pedra documentam a história da Terra, as camadas de gordura e de tecido conjuntivo fazem o mesmo com respeito ao passado pessoal. Quem pretende fazer uma revisão dessas camadas por meio do jejum — caso esteja aberto para isso — sentirá que, paralelamente e sem grande esforço, pode alcançar as respectivas camadas psíquicas da sua personalidade. A cada nódulo físico corresponde um nódulo na alma. Rastear essas sedimentações psíquicas e torná-las conscientes pode levar a uma pequena psicoterapia por conta própria. Faz sentido estimular esse processo de esclarecimento psíquico, o qual, como na limpeza física, penetra mais um pouco nas profundezas a cada dia de jejum — talvez com meditações que levem aos mundos das imagens psíquicas.

Nivele as sedimentações psíquicas

Nos tempos antigos as pessoas não conheciam nenhuma psicoterapia, mas em quase todas as culturas elas tinham tradições vivas de jejum, que certamente lhes possibilitavam uma suficiente higiene da alma. Assim sendo, não é de admirar que quase todas as religiões, ao menos todas as religiões superiores desde o cristianismo, passando pelo Islã até o judaísmo, mas também o hinduísmo e o budismo têm em suas escrituras sagradas prescrições muito exatas de jejum.[1] Sempre nos orientamos pelo corpo; no entanto, o objetivo está no âmbito psíquico. A ampla analogia entre corpo, mente e alma torna fácil e bem-sucedida essa combinação e logo possibilitou aos crentes as correspondentes experiências espirituais.

A harmonia entre o corpo, a alma, o espírito e o meio ambiente

O jejum como um remédio significativo da medicina natural

Numa época comprometida predominantemente com o bem-estar material, o cuidado com o corpo deve ser a principal motivação para um período de jejum. Mas não há como impedir que a alma também tire proveito e por sua vez fique mais livre e "leve". As experiências da psicossomática nas duas décadas passadas comprovam isso [ver *A Doença como Símbolo*].

Apesar disso, também podemos fundamentar o sentido do jejum num âmbito puramente físico e *natural*. Os animais que vivem totalmente segundo a sua natureza, param imediatamente de comer quando se sentem doentes. Crianças pequenas, que estão mais próximas da natureza do que nós adultos, comportam-se de maneira parecida. Assim, o jejum é um remédio importante da medicina naturalista — mas também é muito mais, porque o ser humano tem consciência e pode desenvolver a cultura.

As reações positivas do espírito e da alma surgem do resultado do jejum físico. Quando os trajetos de condução do organismo são limpos e regenerados, o impulso dos pensamentos pode movimentar-se com mais facilidade e rapidez. Há muitos argumentos a favor de que por esse caminho se pode melhorar a memória, porque é evidente que os acessos aos depósitos de conhecimento ficam mais livres. E depois da primeira cura de jejum, na maioria das vezes já fica claro que o jejum estimula a criatividade e a fantasia.

O jejum e o meio ambiente

O jejum também exerce efeitos sobre o ambiente direto: ao final, com freqüência sentimos vontade de organizar a casa exterior — a moradia, o jardim, às vezes também o carro. Por sorte a hierarquia entre esses âmbitos também fica em ordem de maneira refrescante por meio do jejum consciente.

Muitas pessoas sentirão pela primeira vez, no jejum, o quanto são almas e o quanto precisam do corpo como moradia. Isso de modo nenhum diminui o corpo; ao contrário, dedicamos a ele uma atenção especial e temos uma sensação de gratidão. Para a maioria das pessoas, fica claro durante o jejum que a casa do corpo é mais importante para elas do que a casa material.

O jejum como feng shui natural

Portanto, o meio ambiente aproveita diretamente o desenvolvimento da vontade durante o jejum para trazer também à vida exterior uma ordem mais harmoniosa. Isso por sua vez retorna para as pessoas que jejuam. Quem se anima a arrumar a sua casa exterior pelo jejum, por fim dará preferência a morar dentro dela, o que por sua vez estimula o seu bem-estar psíquico e conseqüentemente também físico — isso sem mencionar que o ato de arrumação faz bem a ambos os planos. O corpo é movimentado e desintoxicado por meio do suor, a alma alegra-se com a nova harmonia.

Na verdade, o jejum pode ser entendido como uma espécie de Feng Shui na própria casa do corpo. As estruturas, pois, não só são limpas, mas também arranjadas numa combinação que melhora os fluxos de energia e eleva o nível de harmonia em todo o sistema. Uma vez que isso acontece, as pessoas que jejuam podem reconhecer melhor o que não está certo ao redor delas e tornarem-se mais ativas. Quando os processos de regeneração e de cura são tirados amplamente do interior, temos de arranjar mais engajamento pessoal para as atividades exteriores. Mas ambos se completam de maneira surpreendente e podem pôr em movimento uma mudança de vida total.

Feng Shui no próprio corpo

O médico interior ou as tendências de autocura do organismo

Quem sentiu os maravilhosos resultados, e às vezes até mesmo uma cura espetacular durante um tratamento pelo jejum, não pode livrar-se da impressão de que uma instância de cura interior, muito superior à dos médicos externos, esteve em ação. Paracelso, o precursor da medicina moderna, já falava do assim chamado médico interior ou "Arqueu". No jejum, essa instância pode ser observada devido ao seu trabalho digno de admiração. Muito à frente do médico de família, o médico interior parece saber com exatidão do que o corpo e a alma precisam justamente naquele momento. Dos médicos externos, no máximo podemos esperar que eles sejam tão cônscios da sua responsabilidade que não enganem os pacientes fingindo tirar-lhes a responsabilidade e substituindo essa força interior de cura.

Há algo que confirma que todos os sintomas e problemas psíquicos que fizeram o organismo sofrer deixam sinais no tecido na forma de sedimentações. Os métodos sutis do diagnóstico funcional bioeletrônico, mas também a eletroacupuntura e o diagnóstico pelos olhos fortalecem essa suposição. A eletroacupuntu-

Força interior de cura

ra descobre os traços de antigos agravos por meio de medidas de resistência da pele nos pontos de acupuntura. O diagnóstico pelos olhos, que é o único procedimento de diagnóstico que permite a visão direta dos tecidos, vê as respectivas sedimentações na forma de pigmentos na íris.

No jejum mostra-se que a elaboração do passado, como já mencionamos, acontece no sentido seqüencial inverso da sedimentação. Os resíduos nocivos sedimentados por último no depósito dos tecidos conjuntivos vêm à luz do dia em primeiro lugar; os pontos de construção surgidos antes são atingidos depois, quando as respectivas camadas de tecidos são demolidas.

Na íris dos olhos também se mostram como pigmentos as correspondentes sedimentações. Todos os recém-nascidos têm maravilhosos olhos azuis sem manchas, fendas ou brechas causadas por pigmentos. Estes surgem com o tempo (de vida), e na verdade — como mostra o diagnóstico da íris — independentemente dos respectivos agravos. Em curas mais prolongadas, com algumas semanas de jejum o olho clareia outra vez, isto é, sua íris. Os pigmentos sedimentados por último desaparecem primeiro, e os trabalhos de arrumação penetram então lentamente na profundeza.

Assim, por meio do jejum toda a vida se deixa elaborar no mais verdadeiro sentido da palavra. Mesmo os sintomas não elaborados, que surgiram logo depois do nascimento, ainda anunciam-se brevemente em determinado momento, para então desaparecer definitiva e evidentemente sem deixar traços. Nisso, o agradável é que esse ressurgimento de antigos campos problemáticos acontece de uma maneira muito mais suave do que da primeira vez e que — de acordo com as minhas experiências — não leva a novas dificuldades, mas de fato só são elaborados resíduos antigos.

Em cada nova cura por meio do jejum, o "médico interior" começa a "tratar" as sedimentações adquiridas desde o último jejum. Depois, ele continua onde se encerraram os últimos trabalhos de arrumação na cura de jejum. Assim, de cura em cura, ele penetra cada vez mais no tecido conjuntivo até que, finalmente, todos os velhos agravos tenham sido elaborados.

Em seu ponto máximo, então, a cura pelo jejum transforma-se num período maravilhoso carregado de energia, porque quase não se gasta mais nenhuma energia nos trabalhos de reparos e regeneração, mas ela é muito poupada, visto que o corpo pode lançar mão da própria gordura.

A cada nova cura pelo jejum são eliminadas sedimentações

A partir daí, toda a abundância de entusiasmo e força está à livre disposição. As pessoas que jejuam podem escolher se a usarão no âmbito físico, talvez na forma de desempenho esportivo, na forma de criatividade e fantasia em atividades mentais ou também se a querem investir no meio ambiente — talvez no mencionado trabalho de arrumação em diversos âmbitos. Depois de algumas curas pelo jejum, também surge a opção de estimular o próprio desenvolvimento espiritual, por exemplo, por meio de meditações e de "viagens para o interior de si mesmo".

O jejum como o pólo feminino oposto à medicina masculina de empreendedores

O jejum como um método de terapia arquetipicamente feminino, que requer a redescoberta do pólo feminino, pode nos ajudar de modo surpreendente nesta época, mas nos confrontará com temas inusitados. Mas onde, com a sociedade masculina de empreendedores, estamos acostumados a trazer tudo à ordem mediante a nossa intervenção ativa e a curar e produzir saúde em grandes clínicas, o jejum atua por meio do desapego e do deixar acontecer. Quando o médico moderno diz que não há nada mais a fazer, ele aceita isso como uma sentença de morte e, com isso, deixa de ver as maravilhosas possibilidades do médico interior, que se serve das forças de autocura da natureza.

O médico interior ativa as forças de autocura

O jejum conduz a uma disposição de se desapegar de todo querer e dever, que possibilita a cura a partir de dentro de um modo incomparavelmente mais passivo. Dessa disposição fazem menos parte o dinamismo do que a confiança e a entrega a esse processo simples, que acontece de forma tão maravilhosa e expontânea. Talvez esse também seja um dos motivos pelos quais os médicos tradicionais muitas vezes têm dificuldade para falar sobre o jejum — nele, em geral, como acontece com todos os empreendedores, eles não são necessários.

2. Quem deve jejuar?

É provável que antigamente todas as pessoas jejuassem, uma vez que a alimentação era escassa na primavera. Em geral e sem exceção, as escrituras sagradas dos povos também recomendavam o jejum. O "papa" moderno do jejum, Otto Buchinger, aconselhava o jejum até mesmo para as psicoses e em geral quase não fazia restrições. A medicina moderna, ao contrário, quase não recomenda mais o jejum.

Assumir mais responsabilidade pessoal com curas de jejum

Hoje, os médicos e terapeutas do jejum tornaram-se mais cautelosos e conhecem muitas limitações. Isso tem a ver com o fato de hoje existirem muitos outros remédios eficazes, mas também com o fato de parecer-nos cada vez mais difícil lidar com a responsabilidade.

É por isso que não posso recomendar o jejum por conta própria para as pessoas mentalmente doentes e também para os assim chamados pacientes fronteiriços que caminham no limite entre a realidade e as vivências psicóticas. No contexto de uma psicoterapia, o jejum pode ser considerado em casos excepcionais. Em casos de quadros mórbidos crônicos debilitantes como o hipertireoidismo, a tuberculose ou o câncer e a Aids em estágio terminal também não se deve jejuar. Nas duas últimas ele pode ser significativo no contexto de uma psicoterapia. Também no caso da mania de magreza, um quadro mórbido relativamente moderno, o jejum sem acompanhamento psicoterapêutico é pouco apropriado.

Na gravidez ele é proibido por si mesmo como medida de desintoxicação. O organismo em crescimento precisa formar-se a partir do sangue da mãe, e durante o jejum a maior parte da desintoxicação acontece pelas vias sangüíneas. Isso acontece analogamente durante a amamentação, em que o organismo materno é desintoxicado pelo leite, o que prejudica o bebê. Ao contrário, como preparativo para uma gravidez, o jejum é ideal; de resto, ele pode levar uma mulher a conceber quando todos os outros meios não deram certo. Para a regeneração depois do parto e do período de amamentação, também não existe nenhum método melhor.

Excluir determinados tipos de constituição física do jejum baseia-se num mal-entendido moderno e num certo comodismo,

A oportunidade para a sociedade

Para o sistema de saúde e a sociedade em geral há grandes oportunidades no jejum. Se grande parte do povo jejuasse regularmente, poderíamos esquecer-nos dos quadros mórbidos como a gota e o reumatismo.

O jejum como lucro para a sociedade

Os problemas de hipertensão rapidamente se tornariam relativos e, com isso, também as doenças como a *angina pectoris* e o enfarte cardíaco. A quase rotineira cirurgia de articulações poderia ser drasticamente reduzida, visto que as artroses seriam muito mais raras e haveria melhoras por meio do jejum. Os rins, o coração e os outros órgãos quase não teriam mais de ser transplantados, visto que os próprios órgãos teriam melhores oportunidades de regeneração. Com o tempo, certamente todas as alergias recuariam e as doenças auto-agressivas se tornariam novamente uma exceção, como eram ainda há algumas décadas. No que se refere à economia social, ela se daria consideravelmente bem, porque depois do aumento da força de resistência quase não haveria pessoas com gripe durante semanas.

Se levarmos em conta os efeitos do jejum consciente na alma, há um grande alívio no âmbito dos sintomas típicos do *stress*, como talvez o zumbido nos ouvidos, as dores de cabeça, os distúrbios do sono, etc. Um sintoma de sobrecarga como as dores nas costas, responsável por muitas aposentadorias prematuras, pode ser drasticamente reduzido. As doenças a serem tratadas psicoterapêutica ou psiquiatricamente também diminuem drasticamente.

O jejum regular também traz ao centro da vida temas como a própria mortalidade e a questão sobre o seu sentido, o que reduz as depressões e vai ao encontro de uma formação realizada de vida. Prevendo o futuro, como parte da vida e pólo oposto do exagero, o jejum pode levar a um caráter de exercício, trazer de volta os rituais de desenvolvimento que faltam e, desde o início, dirigir os caminhos da vida por caminhos mais significativos.

O jejum regular estimula a busca pelo sentido da vida

O fato de, apesar dessas perspectivas, o jejum permanecer à sombra, à margem da medicina, certamente tem a ver com o fato de ele pertencer arquetipicamente ao âmbito feminino e parecer suspeito à moderna medicina de empreendedores e aos seus empreendedores, na maioria homens. Realmente, no caso do jejum, os médicos têm pouco ou nada a fazer. A maior parte acontece a partir de dentro — e corre melhor do que se pudesse ser controlada a partir de fora.

O problema da responsabilidade pessoal

Um outro aspecto que torna o jejum dificilmente acessível a muitas pessoas é o fato de ele se basear na responsabilidade pessoal que hoje é mais impopular do que nunca. Enquanto isso, hoje na Alemanha a responsabilidade chega a ser confundida com culpa. A pergunta "Quem é responsável por isso?" é usada com o mesmo sentido da pergunta "De quem é a culpa?" Não é de admirar que ninguém mais queira assumir responsabilidades, pois quem quer ser culpado? Por isso, os políticos, para os quais a reeleição é mais importante do que o saneamento de um sistema mortalmente doente, prometem isentar amplamente os indivíduos da responsabilidade. Eles sabem muito bem ao fazer isso que o sistema de saúde só pode ser salvo com mais responsabilidade pessoal.

Para quais sintomas ajuda jejuar?

Doenças que podem ser aliviadas ou curadas por meio do jejum

De modo mais simples e rápido são debeladas as infecções gripais e as indisposições estomacais. No caso do reumatismo, até em variantes tão modernas como a fibromialgia, já é necessário ter muito mais capacidade de resistência. Mas é exatamente aqui que o jejum oferece grandes oportunidades, mesmo que muitas vezes se exijam muitas curas. Do mesmo modo, a gota e a diabete do tipo II podem ser controladas pelo jejum.

Problemas com o fígado podem ser resolvidos perfeitamente bem com o jejum e, com freqüência, ainda podem ser remediados nos estágios mais difíceis; o pâncreas reage bem ao período sem alimentação.

Os quadros mórbidos reconhecidos como psicossomáticos pela medicina tradicional, como a hipertensão e todos os decorrentes problemas cardíacos, podem ser melhorados rapidamente pelo jejum. Mais difícil é o caso da enxaqueca, em que na maioria das vezes também acomete mesmo durante o jejum. Nesse caso, são necessários vários períodos de jejum para que seja alcançada uma melhora. No caso da asma, recomenda-se a combinação com a psicoterapia no sentido da terapia dos quadros mórbidos (especialmente a "respiração controlada" entre outras).

Em todos os quadros mórbidos naturalmente representa um papel importante saber em que medida se trata de um jejum consciente e a alma entende o simbolismo das tarefas ocultas de vida. Uma dieta nula é tão inútil como a maioria das dietas e não pode desenvolver nenhuma força curativa comparável.

Princípios primordiais e arquétipos

Em geral, o jejum é uma possibilidade maravilhosa de prevenção genérica. Quem conhece a atuação dos princípios primordiais ou arquétipos, logo vê a inter-relação entre a doença em geral e o jejum. Ao assumir a responsabilidade própria, curvamo-nos voluntariamente ao arquétipo de Saturno; assim, o destino não precisa mais dobrar-nos à força. Eis aqui certamente a maior vantagem do jejum com vistas à manutenção da saúde. Também às pessoas que não conhecem o princípio primordial do pensamento, abre-se essa possibilidade.

O jejum consciente é decisivo

O jejum ajuda em muitos sintomas diferentes. Hildegard von Bingen, que classificou todos os problemas de todos os âmbitos na linguagem da sua época nos 35 assim chamados "vícios", partiu de que em 29 deles o jejum é útil, em cinco não ajuda e ele fortalece somente um vício. Esse vício é a arrogância e ela tem de ser mantida sob controle durante o jejum. O jejum por si não nos torna uma pessoa melhor. Certamente tornamo-nos mais limpos e, desse fato, pode desenvolver-se respectivamente uma vida "limpa". Mas por isso também pode surgir a *hibris* que, ao que parece, olha com ar de superioridade para os menos limpos.

3. Qual é o momento correto para jejuar?

Jejum da primavera

O jejum cristão começa na primavera

Podemos analisar este aspecto de diferentes perspectivas. Se pensarmos pragmaticamente, podemos defender a causa de tratar-se da estação mais quente do ano, visto que durante o jejum ficamos facilmente com frio. Por outro lado, o verão com o seu calor também apresenta desvantagens, porque adicionalmente podem surgir problemas circulatórios. O que é certo em todo caso é que o inverno é impróprio para o jejum; ele também não foi escolhido por nenhuma tradição.

Na Europa, o clássico jejum cristão cai na primavera e abrange todo o período que vai da Quarta-feira de Cinzas, o fim do Carnaval, até o Domingo da Páscoa. Nesses 40 dias de primavera também acontece a eclosão na natureza, e esse período foi mantido durante milênios para o jejum. Na antigüidade, as dificuldades de alimentação eram determinantes, uma vez que as provisões do inverno acabavam; posteriormente, as tradições e igrejas adotaram o tema.

Existem argumentos a favor de que se coloque o período pessoal de jejum nessa época, pois sempre é mais fácil lançar mão de experiências já existentes, do que começar do início. Simbolicamente, a primavera é ideal para jejuar, porque a disposição de eclosão desse período tem algo de irresistível e de aceleração para as pessoas que jejuam.

Jejum do outono

O jejum do outono serve como preparativo para o inverno

Uma outra estação do ano que hoje se recomenda para o jejum na Europa é o outono. Antigamente, os animais e os homens comiam com exagero e acumulavam gorduras para o período de escassez do inverno. Porém, hoje, no inverno, temos tantos alimentos à disposição quanto em cada uma das outras estações do ano, embora perceptivelmente nos movimentemos em geral muito menos. Além disso, na época do Advento e do Natal nós engordamos sistematicamente.

Conseqüentemente, o jejum como preparação para o inverno faz sentido. Quem entrar nessa fase de menos movimentação com menos peso, em geral a superará com mais saúde. Especialmente o tempo da comemoração de Finados em novembro pode ser levado em consideração — como fizemos em nossos seminários de jejum. Ele também está associado simbolicamente com o desapego e dizer adeus, e isso pode apoiar os processos físicos e psíquicos de soltar durante o jejum.

Há mais de 20 anos, a primavera e o outono se mostraram eficientes para períodos de jejum mais profundos nos nossos seminários. Naturalmente, também outros períodos são basicamente possíveis, como mostrou o jejum que acompanha quase regularmente a nossa psicoterapia de quatro semanas. Ele acontece, como a psicoterapia, em todas as estações do ano e atesta igualmente os respectivos sucessos.

O jejum e as fases da lua

Quando analisei os meus seminários de jejum e as próprias curas durante os últimos 25 anos, não pude constatar que a fase minguante da lua ofereça tantas vantagens como sempre se costuma afirmar. Como no seminário de jejum "Nosso corpo — templo da alma" todo dia termina com um ritual da lua, que naturalmente acontece na dependência da fase da lua, sempre tivemos uma boa visão geral desse inter-relacionamento. Certamente a perda de peso pode acontecer mais depressa na lua minguante (mesmo que numa medida muito menor), mas também há observações contrárias. Simbolicamente, a lua representa as energias femininas, e quando elas aumentam com a lua durante a cura pelo jejum, que é cunhada pelo pólo feminino, isso também apresenta vantagens. Quem quer jejuar só para perder peso, pode preferir a fase da lua minguante, mas com isso limitará toda a idéia do jejum de um modo inconveniente. Por mais vantagens que o jejum ofereça, para uma perda de peso duradoura ele é pouco indicado, a não ser que seja completado pelo programa "nenhum peso ideal", que persegue medidas voltadas para a psique.

A lua como símbolo da força feminina

4. O que faz mal à pessoa que jejua?

O stress e a agitação

Durante o jejum, naturalmente são nocivas todas aquelas coisas que costumam fazer mal ao organismo — como o *stress* e a agitação. Em todo caso, o jejum tem uma tendência própria de estimular a calma a partir de dentro e de reduzir o *stress* para o sistema corporal. No entanto, seria melhor estabelecer os limites a partir de fora e desligar o mais possível muitas fontes de *stress* antes de elas surgirem.

Os medicamentos

A homeopatia clássica durante o período de jejum

Conforme a natureza, os medicamentos da medicina tradicional devem ser "apreciados" com grande cuidado durante o jejum. Por outro lado, eles têm efeitos muito fortes para que o uso deles seja simplesmente interrompido. Se foram prescritos por um médico, eles também devem ser suspensos por um médico. Todo o resto contém um risco grande demais. A maneira ideal de medicação durante um período de jejum é a homeopatia clássica com as suas potências. Podemos supor que o "médico interior" (ou a inteligência corporal) é uma espécie de homeopata. Ele libera as substâncias dos tecidos conjuntivos em pequenas porções — dos quais também faz parte o tecido gorduroso — que estão presentes exatamente para a elaboração no organismo. De modo semelhante ao que acontece na homeopatia, isso pode levar primeiro a uma piora, mas a longo prazo nos aproxima da cura.

Toda cura pelo jejum pode aproveitar um assim chamado tratamento homeopático da constituição, como em sentido inverso, a homeopatia pode aproveitar o tratamento pelo jejum. Otto Buchinger recomendava essa combinação para sintomas teimosos que tivessem resistido à terapia até o momento, porque, segundo as suas experiências, o processo do jejum pode liberar do melhor modo esses bloqueios.

Os venenos prazerosos

Naturalmente os venenos prazerosos como o álcool, a nicotina ou a cafeína também são nocivos num período de desintoxicação. Quem quer continuar a fumar ou a beber, de preferência não deve jejuar, caso contrário se prejudicará mais do que se ajudará.

Álcool, nicotina, cafeína

Em todo caso, existe na cura de Schroth um método de jejum em que o vinho representa o papel principal. Doses pequenas de álcool nesse período da mais alta sensibilidade já embriagam a pessoa. Nesse contexto, naturalmente o êxtase também é importante. Nesse caso, é preciso avaliar se o corpo necessita de regeneração ou é a alma que necessita do êxtase. Em todo caso, as grandes doses de álcool na cura de Schroth não parecem causar danos ao fígado.

Nesse período a cafeína é muito estimulante e excitante. A nicotina só pode ser tolerada na forma de no máximo três "cigarros rituais" no contexto do respectivo programa.

Outros "perturbadores da paz"

Naturalmente a má qualidade do ar e da água também faz mal durante o jejum. O organismo, que fica cada vez mais sensível durante o jejum, percebe muito mais intensamente a poluição ambiental e outros prejuízos do que durante o período de alimentação normal. É por isso que é significativo fazer o jejum em regiões com natureza pitorescamente intacta, que também poderíamos escolher para férias "saudáveis".

Existem muitas formas de limitação no jejum

Além disso, com relação ao jejum, os médicos algumas vezes se desmascaram como perturbadores da paz, exatamente quando eles mesmos não têm experiência com o jejum e procuram disfarçar essa falha reforçando os preconceitos científicos...

Por sua vez, os parceiros excessivamente críticos podem tornar-se os verdadeiros empecilhos do jejum, sobretudo quando se aliam ao próprio patife interior e ainda fingem ter boas intenções. Então, eles transformam-se em corruptores e empecilhos do jejum. Enquadram-se especialmente nesse papel aquelas pessoas que mais precisam, elas mesmas, de um período de jejum, o que sentem de forma meio consciente; então combatem o próprio problema e a consciência pesada atacando a pessoa que jejua com um afinco por assim dizer missionário. Assim como os fumantes de consciência pesada representam o maior perigo para a pessoa que deseja deixar de fumar, as pessoas obesas que não têm a coragem de jejuar atacam as pessoas com peso normal que se dispõem a fazer isso.

5. Onde deveríamos jejuar?

Clínicas e sanatórios

Casas e clínicas de jejum

Para a primeira cura de jejum, por certo é melhor procurar um ambiente protegido, como o oferecido pelos seminários. Clínicas e sanatórios de jejum só têm sentido em casos excepcionais, quando, por exemplo, as pessoas portadoras da diabete do tipo I querem jejuar. Além do mais, na maioria das vezes eles espalham demais uma atmosfera de doenças e de hospital, o que é antes um impedimento para o jejum — exatamente como o teatro diário em torno da perda de peso. As pessoas que jejuam são muito saudáveis; então, por que elas deveriam ficar numa atmosfera de hospital com o seu cheiro e a sua vibração característicos? Além disso, hoje existem casas e até mesmo clínicas para jejum, que procuram justamente evitar essa atmosfera e que oferecem um ambiente fresco e animado, que se presta melhor ao jejum.

Mas também ali somos confrontados com pacientes que geram um clima muito contraproducente com as suas tabelas para perda de peso e os seus constantes controles na balança. Em vez disso, o melhor seriam os programas que objetivassem o crescimento psíquico e, em determinados casos, até mesmo espiritual e não permitissem o surgimento de uma atmosfera de sofrimento amargo e de renúncia. Instalações mantidas pela previdência naturalmente têm mais dificuldades, porque os pacientes em geral são "encaminhados", e por isso raras vezes dispõem de uma mentalidade apropriada.

Seminários

Na escolha entre clínica, sanatório e seminário deve-se preferir este último, já pelo fato de ele estimular uma atmosfera de aprendizado, enquanto os dois primeiros são associados às doenças físicas ou psíquicas.

O jejum em grupo

Um grupo de pessoas concordes pode ser muito útil, como acontece repetidas vezes nos seminários, porque um clima adequado se instala muito mais depressa e o jejum leva menos tempo do que o normal. Ao contrário, se a pessoa que jejua — como talvez numa clínica — é considerada uma excêntrica, quando não uma louca, isso naturalmente é pouco útil e requer muita força, que ela essencialmente poderia usar mais significativamente para o próprio desenvolvimento. Um bom programa de jejum tem a vantagem de deixar pouco tempo para os antigos padrões de pensamento, de distrair da fome e, principalmente, de oferecer a oportunidade de descortinar novos âmbitos psíquicos e espirituais.

Jejuar sozinho ou em grupo?

Nas férias, em casa ou durante o trabalho?

Para iniciar uma cura com jejum é inequívoco preferir o período das férias, pois necessitamos de tempo para nós mesmos e nos tornamos mais sensíveis. Realmente não há muito a fazer durante o jejum, mas o pouco que se faz precisa de calma e dará mais certo com o correspondente lazer. As chances realmente grandes do jejum com o tempo se revelarão no âmbito psíquico e mental e, para isso, precisamos de atenção.

Quem se preocupa somente ou principalmente com o corpo também pode jejuar durante o período de trabalho. No entanto, recomenda-se começar numa tarde de sexta-feira, de modo a termos dias livres para a mudança. Quem precisa dirigir bastante profissionalmente não deve jejuar durante o tempo de trabalho, pois o tempo de reação na fase de mudança e durante as crises do jejum pode ser prejudicado. O mesmo vale para as profissões semelhantes, como a de maquinista e piloto — por motivos relacionados com a responsabilidade — em medida muito maior.

O jejum durante o trabalho

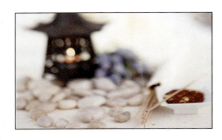

Em casa

Quem quer jejuar em casa, precisa pelo menos cuidar de ter as necessárias possibilidades de recolhimento, para que durante o jejum as necessidades naturais possam ser atendidas com calma. Mesmo que o jejum por si mesmo muitas vezes crie âmbitos de silêncio, um local externo de tranqüilidade e energia é uma grande vantagem. Além disso, seria bom não ter de realizar nenhuma atividade desagradável durante esse tempo; mas trabalhos de jardinagem ou de limpeza e organização combinam bem com o jejum, desde que não ultrapassemos as nossas forças. A capacidade normal de desempenho em geral mantém-se por muito tempo, podendo surgir fases de elevação de energia bem como as de diminuição (durante as mencionadas crises do jejum).

Mau hálito

Temos de levar em consideração que pode desenvolver-se um mau hálito no contexto do primeiro período de jejum e dos correspondentes processos mais intensos de desintoxicação. Em si mesmo, ele não é perigoso; contudo, no trabalho é muito desagradável para uma cabeleireira ou um dentista. De resto, a longo prazo, o jejum é uma boa terapia para o mau hálito provocado por problemas digestivos, especialmente resistente aos tratamentos.

6. Com quanta freqüência podemos ou devemos jejuar?

O melhor é jejuar regularmente, mas não mais de duas vezes por ano. Para mim pessoalmente, para os colaboradores nos seminários de jejum e muitos dos participantes que vêm regularmente, preservou-se o jejum na primavera e no outono. Em virtude da duração dos dois seminários em seqüência, o resultado é um período de jejum de 16 dias de cada vez.

Menos é mais

Na maioria dos casos, jejuar com mais freqüência é insensatez, porque com muitos períodos de jejum nós sensibilizamos o corpo à alimentação, o que provoca problemas com o peso e explica o efeito de ioiô. Aos poucos, o organismo entra em pânico de sobretudo não conseguir mais o suficiente e acomodará especialmente bem tudo o que obtiver. Ele "lidará" cada vez mais economicamente à medida que reduz seu movimento básico e usa melhor a alimentação. Mas isso é exatamente o contrário do que os obesos precisam. O que eles devem fazer é colocar o metabolismo em movimento durante o jejum por meio de suficiente exercício e cuidar para que o organismo realmente possa mudar por necessidade própria.

Engordar com o jejum

Naturalmente, podemos utilizar esse fenômeno inversamente e, assim, engordar com muitos períodos curtos de jejum. Não são poucos os adolescentes que fazem isso involuntariamente. Com cada cura de jejum e dieta, eles continuam engordando e ficam mais infelizes. Uma pessoa com peso abaixo da média às vezes também pode engordar visivelmente dessa maneira; sem dúvida, incomparavelmente mais do que simplesmente "comendo".

7. Por quanto tempo podemos ou devemos jejuar?

Em primeiríssimo lugar, nós devemos advertir aqui contra a ambição arquetipicamente masculina, que não se enquadra basicamente no período de jejum, caracteristicamente feminino. Idéias como a de limpar o corpo a partir da base em tempo recorde são nitidamente contraproducentes. Quem faz lavagens intestinais até que somente volte água clara, realmente tortura o seu intestino, sem alcançar o seu ambicioso objetivo. Se quisermos imitar os fundadores das religiões e começar logo com 40 dias de jejum, nós nos superestimamos e subestimamos a força feminina do jejum. Ao pólo masculino, à primeira vista o feminino não parece espetacular e a partir disso parece não ter importância, mas na realidade ele é a base de tudo. Se a guerra arquetipicamente masculina é o pai de todas as coisas, elas também precisam de uma mãe. Não é ir longe demais supor que se trate da deusa da paz e do amor, Vênus — como pólo oposto do deus da guerra, Marte, tão tipicamente masculino.

Aspectos femininos e masculinos

O feminino muitas vezes é pouco valorizado pelo mundo masculino — a interminável carnificina dos soldados por ordem de imperadores e reis, papas e príncipes, de todos os homens é história. Mas há muito tempo não haveria história se, sem fazer muito caso, as mulheres não tivessem constantemente filhos apesar de toda a carnificina. Se a mãe natureza de modo silencioso e não espetacular não cuidasse de um constante e inacreditável crescimento, há muito já teríamos nos acalmado e estaríamos congelados e teríamos morrido de fome.

O jejum é um tempo ideal para reconhecermos essas verdades infinitas e sentirmos atuando em nós a força feminina da natureza. Mas temos de dar tempo ao pólo feminino se quisermos viver seus tesouros. Portanto, não tem sentido jejuar durante menos de uma semana, visto que só a adaptação inicial pode levar três dias. Mas também tem pouco sentido começar logo com seis semanas. Para a primeira experiência com o jejum recomenda-se um período de seis a 14 dias. Mais tarde — resguardadas as correspondentes reservas — sempre podemos aumentar o período para quatro semanas.

Períodos mais curtos de jejum (como um dia por semana) só têm sentido quando o organismo aprende a adaptar-se rapidamente, caso contrário arranjamos dias de fome, que a longo prazo talvez façam bem para o corpo, mas certamente não para a alma.

8. Que problemas podem surgir durante o jejum?

Oscilações de humor

Euforia e crise

Talvez durante o jejum as oscilações de humor sejam mais freqüentes do que durante a vida normal; principalmente porque nós as percebemos com mais clareza. Nisso é bom que inegavelmente predominem as oscilações para melhor, portanto para o positivo, motivo pelo qual falamos sobre a mencionada euforia do jejum. Mas em relação às crises também podem surgir oscilações para pior. Nós devemos igualmente abrir espaço para elas, pois fazem parte da vida e são sinais e mensagens do próprio reino da sombra. Uma meditação dirigida como "sombra" pode ser útil para encontrar o caminho de volta à luz — e, como conseqüência, levar a muito mais luz.

O sono

Como o lado escuro do dia, a noite é regida pela Lua, que nas tradições antigas simboliza o feminino. Ela é dedicada à regeneração passiva e não é muito valorizada na moderna sociedade de desempenho. O despertador, típico instrumento da sociedade patriarcal, encurta a noite e, com isso, a regeneração, antes que ela se tenha encerrado, o que a longo prazo leva ao déficit regular do sono. Quando ficarem faltando sono e regeneração a longo prazo, problemas consideráveis ameaçam o organismo e seu sistema nervoso.

O jejum seria, por corresponder como a noite ao pólo feminino, um período ideal para alcançar o equilíbrio entre as forças do yin feminino e do yang masculino. Dessa maneira pode anunciar-se, por exemplo, o déficit de sono na forma de cansaço, e seria muito favorável ceder a essa necessidade de dormir sempre que for possível.

O princípio do yin e yang

A sesta

Uma sesta não só é boa, mas principalmente é muito recomendável durante o período do jejum. Ela não significa de modo nenhum uma perda de tempo, como muitas pessoas temem, pois depois dela é possível passar o resto da tarde de modo muito mais eficiente. Sem a sesta, a nossa curva de desempenho não passa por nenhum aumento digno de nota, quer confessemos isso ou não. A curva de desempenho das pessoas que fazem a sesta assemelha-se às costas de um camelo: ela tem duas corcovas. As pessoas que "não param de trabalhar" podem esperar apenas as costas de dromedário e uma única corcova. Os resultados de um estudo feito nos Estados Unidos sobre isso foram tão inequívocos que as empresas construíram salas de dormir.

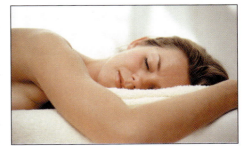

Além disso, as "pessoas que fazem a sesta", assim que o déficit de sono de certo modo é eliminado, à noite recuperam outra vez o tempo que passaram dormindo. Com isso, o balanço do tempo é compensado — o balanço do desempenho, no entanto, mostra-se claramente a favor da sesta. (Durante o jejum, a sesta pode ser combinada maravilhosamente com uma compressa no fígado, entre outras coisas).

O sono ideal — realidade e mito

Viajar durante a noite

Se o sono for essencialmente perturbado, o jejum pode ser uma ajuda, embora isso não pareça acontecer à primeira vista. Para reconhecer o inter-relacionamento, em primeiro lugar devemos perguntar como é um sono ideal. A tradição hindu parte de que a pessoa primeiro tem de desenvolver-se com relação ao sono a fim de aproximar-se do sono ideal. No assim chamado sono yogue, a alma abandona o corpo no início da noite e vai sozinha e despreocupada em viagens, enquanto o corpo se regenera na mais profunda paz. Isso não significa nada, a não ser que a consciência fica desperta durante toda a noite.

Na nossa cultura não vamos tão longe. Seja como for, também sabemos que a pessoa sadia normalmente tem vários sonhos por noite. Enquanto ela sonha, a consciência trabalha e, pela manhã, lembramo-nos dos sonhos. Desde Freud os sonhos são considerados importantes no nosso país; para os povos arcaicos eles sempre tiveram um grande significado.

No entanto, na maioria das vezes os homens modernos se distanciaram desse ideal. Muitas pessoas não acreditam mais que sonham, porque elas não se recordam do conteúdo dos sonhos. Por sorte, elas também sonham; apenas são "inconscientes" demais para se lembrar. Se elas não sonhassem mais durante a noite, elas seriam vítimas da loucura, como mostram as pesquisas realizadas nos laboratórios do sono. Se as pessoas forem regularmente despertadas na fase REM, a do sonho, elas começam a ter alucinações depois de três, no máximo sete dias, isto é, elas vêem imagens de sonho de olhos abertos. Portanto, a atividade do sonho é obrigatoriamente necessária para a saúde psíquica. A lembrança dos conteúdos dos sonhos também é de grande importância para o bem-estar psíquico, como atestam não só os conhecimentos dos povos arcaicos, por exemplo dos índios, mas também as experiências da psicoterapia.

Sonhar é importante para a saúde mental

Numa época em que muitas pessoas perderam amplamente o acesso aos próprios mundos das imagens interiores, as experiências do sono durante o jejum muitas vezes são mal compreendidas. O jejum como uma forma de terapia arquetipicamente feminina é muito apropriado para restabelecer o acesso às imagens noturnas dos sonhos, em todo caso não de uma só vez, mas por etapas.

Sonhar como oportunidade para a saúde mental

Sono inquieto

Pode acontecer de as pessoas que até então consideravam normal mergulhar cansadas na cama à noite, passarem a noite "inconscientes" e pela manhã — por assim dizer imperturbadas pelo mundo interior das imagens — acordarem mais ou menos revigoradas, sentindo-se verdadeiramente perturbadas, porque elas dormem "mais inquietas" durante o jejum.

Isso nada mais significa do que o fato de elas começarem outra vez a compreender algo sobre a noite — certamente ainda não os conteúdos dos sonhos, mas por exemplo as emoções que os acompanham, e que provocam a correspondente inquietação. Quem acorda banhado de suor o com o coração disparado no meio da noite, não se sente feliz por isso. Mas trata-se do primeiro passo na direção da reconquista da noite por meio da consciência. Ainda não é possível captar o conteúdo do sonho, mas o medo que ele desperta revela-se no suor, assim como o coração que bate revela as emoções que com certeza faziam parte do respectivo sonho.

Dificuldade para adormecer

Quem tem dificuldade para dormir, tem problemas com o desapego. Inconscientemente, nesse caso a noite é reconhecida como a metade feminina do dia, e a consciência desenvolve uma resistência despercebida para confiar nela. Na maioria das vezes, o sangue está na cabeça, os pensamentos giram incessantemente em torno de algum problema. Tudo o que puder melhorar esse estado também será apropriado para estimular o sono.

Pés frios

Conte carneirinhos caso tenha problemas para adormecer

Os pés frios não só revelam uma falta de irrigação sangüínea no âmbito inferior do corpo, mas também são um sinônimo do medo. Uma bolsa de água quente pode resolver as duas coisas. O calor administrado de fora puxa mais sangue para baixo e cuida de diminuir o medo. Igualmente eficazes são os métodos para impedir a razão de ficar girando em torno de idéias que impedem o sono — como talvez o famoso método de contar carneiros ou de contar até cem e de volta até o um. Possibilidades mais exigentes de métodos de relaxamento durante o sono são oferecidas pelo CD *Schlafprobleme* [Problemas do Sono][2]. Além disso, desse modo podem ser descobertos e resolvidos os impedimentos do sono.

Uma possibilidade eficiente para estimular o sono das crianças é embalá-las. Atualmente existe um complemento maravilhoso para os berços de bebês na forma de quatro trilhos como suporte sob os moirões da cama, que permitem que o bebê possa embalar-se no próprio ritmo da respiração. O que ajuda a adormecer também é um sugestão secreta para dormir um sono só. Quem já sentiu a sensação de um sono contínuo não quer perdê-la mais, como sabemos a partir da esforçada terapia do sono. Esperamos que no futuro também haja esse dispositivo maravilhoso para os adultos e as suas camas.

Ajudas para dormir bem

- Uma bebida quente à noite, para acalmar um estômago faminto, de preferência um chá para os nervos, excepcionalmente adoçado com uma colher de mel
- Atividade para relaxar ou meditação antes de dormir ou igualmente as viagens indicadas no CD *Schlafprobleme* [Problemas do sono]
- Exercícios físicos para retirar o sangue da cabeça; usar o método de Kneipp, ir passear, praticar yoga, fazer *jogging*
- Banhos dos pés com calor ascendente com o aparelho de circulação
- Deixar entrar ar fresco no quarto: abrir as janelas (e cobrir-se bem)
- Bolsa de água quente nos pés
- Remédio: no máximo gotas de valeriana ou chá de erva-cidreira — em casos especialmente difíceis excepcionalmente também uma cerveja (o lúpulo acalma)

Efeitos sobre a menstruação

Em princípio vale aqui algo semelhante ao que é indicado para o sono e, em última análise, para todas as outras funções do corpo. No processo do jejum desenvolve-se a tendência de recuperar a saúde e harmonia no corpo, caso tenham se perdido.

Para estar em condições de executar as mudanças que possam surgir com relação à menstruação, é necessário entender a própria essência da menstruação. Enquanto a ginecologia moderna a vê exclusivamente com relação à reprodução, Hildegard von Bingen partiu de que se trata de uma sangria natural, com cuja ajuda o organismo pode livrar-se das coisas de que não precisa mais. A experiência com a menstruação durante o jejum concordam com que Hildegard teve mais compreensão do que os ginecologistas modernos. Pois quando contemplamos a menstruação como um mecanismo de desintoxicação, as diferentes mudanças têm um sentido.

A menstruação como uma sangria natural

Se a menstruação acontecer nos primeiros dias do jejum, ela pode ser especialmente abundante e até liberar material sólido, quase como num aborto natural. Parece que o corpo, que no momento está totalmente sintonizado com a limpeza de resíduos nocivos e a reorganização, também aproveita a ocasião para fazer uma limpeza geral no útero.

Se, ao contrário, a menstruação vier no final do período de jejum, ela pode ser muito escassa. Provavelmente isso acontece nos casos em que o processo de desintoxicação já está tão adiantado que certamente não precisa mais de nenhuma menstruação forte.

Em geral, o jejum regular reduzirá os problemas da menstruação ao longo dos anos; no entanto, o jejum não pode provocar uma menstruação regular e rítmica. Isso só acontece com a renúncia a qualquer forma de luz artificial. Então, a menstruação se harmoniza outra vez com o ritmo da lua, de modo a fazer com que ela aconteça na lua nova.

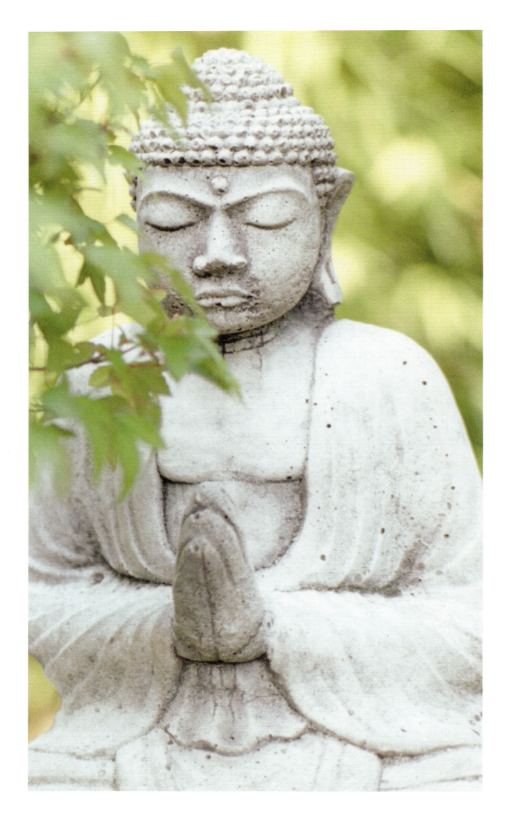

II Oportunidades durante o período de jejum

9. Tranqüilidade interior

Durante o jejum, existe uma possibilidade maravilhosa de encontrar a tranqüilidade interior. Num mundo cheio de agitação, esse retorno ao interior é vivido na maioria das vezes como um grande presente. Quem tiver a oportunidade de recolher-se e dedicar tempo aos processos interiores, sentirá como precisa de pouco para ser feliz e estar totalmente em sintonia consigo mesmo.

Encontrar a tranqüilidade interior por meio do jejum

Percepção modificada

Como uma forma de terapia arquetipicamente feminina, o jejum modifica o ponto de gravidade nos diversos tipos de percepção. As pessoas que jejuam muitas vezes passam da visão, em que se trata da captação de informações, para a contemplação, sendo que a contemplação interior e o desenvolvimento da visão são mais importantes. Ouvir as informações externas muitas vezes desloca-se para a audição e observação das mensagens do próprio mundo interior. No todo, sentir torna-se mais importante, e o nariz pode desenvolver outra vez um "bom faro", que possibilita à pessoa que jejua "pressentir" que vai acontecer uma coisa importante.

Em geral, o *output* é menor e o *input* é mais importante, o que corresponde à entrada no interior. Quem se volta duradouramente para dentro e cuida de fazer ordem ali, por fim também pode movimentar-se e atuar mais no exterior.

Relaxamento e meditação

Nenhum momento presta-se melhor para entrar em contato com a própria vida interior do que o período de jejum. Encontrar o relaxamento profundo realmente não é fácil diante da agitação moderna. Em geral, durante o jejum há um grande anseio pelo verdadeiro desapego — e por todas as oportunidades de concretizá-lo. Naturalmente, podemos procurar mestres e seminários, quem sabe para o treinamento autógeno ou o relaxamento muscular segundo Jacobson, mas é mais fácil viver isso por conta própria por meio de um CD. Por exemplo, uma boa introdução geral é oferecida pelo CD *Tiefenentspannung*[3] [Relaxamento profundo].

A meditação dirigida é ideal para iniciantes

Entre as formas de meditação, o método da meditação orientada é especialmente favorável para iniciar, visto que ela se ocupa com os temas e até com os problemas que surgem. Mas outras formas de meditação também são apropriadas, principalmente quando já existem experiências em abundância. Então o período de jejum também cuidará do aprofundamento e intensificação nesse âmbito.

Quem procura iniciar-se no mundo interior da meditação, faz bem em fazer as "viagens para o interior[4]" ouvindo os diferentes CDs adequados para a sua situação. Para o iniciante em meditação também é mais fácil ouvir a leitura dos textos com um aparelho de som e fazer as primeiras experiências, as quais se intensificam a cada vez. As pessoas que jejuam, que já estão um pouco mais acostumadas com essas viagens para o interior, podem chegar mais depressa aos âmbitos mais profundos dos próprios mundos de imagens psíquicas com temas como "o médico interior" e "os rituais dos elementos" ou "os rituais de cura".

Antes de tudo, as meditações orientadas oferecem a oportunidade de a pessoa dedicar-se aos próprios problemas, uma ajuda direta no jejum. A lista das possibilidades (e os CDs correspondentes) é grande e vai desde a vida livre de alergias até o *tinitus*. As pessoas que jejuam sempre gostam de contar como conseguiram controlar os seus sintomas e os fizeram desaparecer durante o jejum, por si só um estimulante da cura. Para os processos de autocura certamente não existe um período de tempo mais apropriado do que o jejum.

Meditações orientadas

Temas gerais: *relaxamento profundo, médico interior, mandalas, sombra, meditações sobre a natureza, desintoxicar — limpar os resíduos nocivos — relaxar (com manual)*

Para problemas físicos especiais durante o jejum: *dores de cabeça, pressão arterial baixa, problemas da pele, do coração, das costas, do sono, viver livre do medo, alergias, tinitus e danos à audição, problemas femininos*

Sobre problemas psíquicos: *crises da vida como oportunidades de desenvolvimento, relacionamentos conjugais*

Depois do jejum: Meu peso ideal *(livro de bolso com três CDs), busca de visão*

Todas foram publicadas na série Arkana-Áudio da editora Goldmann. Outras meditações orientadas podem ser encontradas em www.dahlke.at.

Alguns programas também são apropriados para avançar na busca do próprio caminho, como o CD *Frauenprobleme* [Problemas femininos], que na verdade deveria chamar-se *Der Weg des Weiblichen* [O caminho do Feminino] e que leva em conta os significativos arquétipos, ou seja, os padrões femininos dos antigos como motivo para rastear os próprios padrões femininos. Numa direção semelhante também aponta o CD *Auf der Suche nach der eigenen Vision* [Em busca da própria visão].

Ajuda direta durante o jejum

Pinte mandalas para centralizar-se

Um método que igualmente relaxa, e que além disso atua centralizando e estimulando a concentração interior, é a pintura de mandalas. Trecho por trecho é pintada com lápis de cor a estrutura de uma rosácea gótica de um vitral. Mesmo que isso seja pouco compreensível intelectualmente, com o tempo leva a um tipo estranhamente agradável de concentração interior e a sensação de chegar mais perto do próprio centro. Os dois livros de pintura de mandalas, *Mandalas der Welt* [Mandalas do Mundo] e *Arbeitsbuch zur Mandala-Therapie*[5] [Manual de exercícios para a terapia com mandalas] além de uma abundância de modelos também transmitem muito sobre o segundo plano desse método antiqüíssimo e preservado de centralização. O primeiro dos dois livros despertou uma verdadeira onda de pintura de man-

Como aproximar-se mais do próprio centro pintando mandalas

dalas em sua época e foi muito proveitoso nas curas pelo jejum e nas psicoterapias.

10. Movimento

Bem-estar e boa forma física

Sensações de bem-estar depois do jejum

Quando o assunto gira em torno desses temas modernos, é aconselhável começar na primavera bem como no período do outono, melhor ainda nos dois. Em todo caso, não devemos ter expectativas muito grandes de bem-estar durante as primeiras curas pelo jejum, uma vez que pode ser que, ao sanar os pontos de construção no próprio terreno, o organismo ainda não disponha de energia para um verdadeiro bem-estar. Depois do período de jejum, esse efeito de bem-estar certamente pode ser sentido — naturalmente na dependência da adicional direção de vida — e também pode durar por mais tempo.

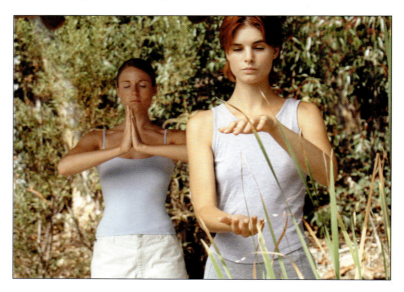

Com o tempo e as experiências regulares de jejum, a sensação de bem-estar já "irrompe" durante o jejum. Sobretudo não foram poucas as vezes em que percebi que as pessoas só aprenderam a gozar a vida depois da escassez própria dos períodos de jejum. Aquelas pessoas que já podem fazer isso, se espantarão como, por exemplo, o prazer com a comida aumenta depois de um intervalo mais longo de jejum. Isso também vale para o relacionamento com o parceiro e até mesmo para o trabalho.

Principalmente no máximo depois do jejum se instalará uma sensação profunda de boa forma física. Nesse caminho silencioso e pouco espetacular tornamo-nos surpreendentemente mais capazes de desempenho e visivelmente mais resistentes aos sintomas das doenças. Com o passar do tempo, a sensação de boa forma física também já acontece durante o período de jejum; nada mais impede o seu exercício mais completo e prazeroso. *Jejum e movimento*

A partir disso, pela volta da alegria com o corpo também podemos acrescentar, além de uma funcionalidade cada vez melhor, também âmbitos como o alongamento (como pólo oposto do fortalecimento), o que tem como conseqüência uma crescente flexibilidade e ritmos fluentes de movimentação. Num período tão cunhado pelo pólo feminino como é o do jejum, em geral para os esportistas orientados pelo desempenho se trata menos da força do que dos movimentos fluentes que trazem alegria por si mesmos. O período de jejum é maravilhosamente apropriado para descobrir um acesso aos exercícios de alongamento e de yoga, tai chi e Qi Gong.

Treinamento da resistência

Muitas vezes já se falou como é importante o movimento durante o jejum, se quisermos manter nossos músculos e estabilizar a circulação. Especialmente para as pessoas para as quais perder peso está em primeiro plano, o movimento é imprescindível para o equilíbrio do oxigênio (veja o capítulo 20). Então, não basta privar o corpo de calorias; no mínimo é igualmente importante aumentar o gasto de energia e elevar o movimento básico. Só assim o processo da perda de peso pode realmente ser posto em ação.

Alongamento

O movimento suave no sentido dos mencionados exercícios de alongamento aqui teria uma chance muito boa, quando a sensação do próprio corpo se torna melhor e mais pronunciada. O CD *Den Tag beginnen*[6] [Começar o dia] traz um programa mais exigente quanto a isso, que, acompanhado de música, pode ser sentido como o espreguiçar matinal de um gato.

Qi Gong e Tai Chi, yoga e Feldenkrais

Exercícios físicos suaves

Os exercícios de movimento do Qi Gong prestam-se igualmente para o período de jejum, do mesmo modo como as diferentes formas de Tai Chi. Com os seus suaves movimentos fluentes, eles se aproximam especialmente do caráter feminino do período de jejum. Algo semelhante vale para a yoga e os estilos de movimento ocidentais como o de Trager do terapeuta norte-americano Milton Trager ou o trabalho corporal segundo Feldenkrais.

Um tipo de movimento especialmente criativo, que une muitas coisas desde a inteligência passando pela coordenação e chegando ao treinamento da resistência é a assim chamada ginástica da consciência, como é descrita em *Die Säulen der Gesundheit*[7] [Os pilares da saúde]. Nessa ginástica são conscientemente exigidas as possibilidades de coordenação da cabeça, porque então ela precisa ligar novas vias nervosas, o que por um lado a torna mais flexível, e, por outro, mais inteligente.

Jogos de equilíbrio e movimentação

Exercícios lúdicos provaram ser bastante eficazes, como os jogos de equilíbrio. Os correspondentes jogos de movimentação estimulam a criatividade pessoal, podem ser muito divertidos e transmitir vivências de sucesso, que correspondem àquelas da infância. Quem aprende a equilibrar bolas durante o período de jejum, sente com isso uma alegria quase infantil. No sentido figurado, isso o torna até mais capaz de jogar, de equilibrar melhor os desafios da vida.

11. Desta maneira você apóia a desintoxicação

O tepidarium *e a sauna*

Como o jejum também é um programa de desintoxicação, convém ajudar aqui com outros métodos. Uma possibilidade conveniente é a utilização do *tepidarium*, aquela câmara de aquecimento que remonta aos romanos e que, com suave irradiação de calor de 38 graus, leva ao suor intenso durante as longas permanências. É importante pesar-se antes e depois, e compensar o peso e a perda de líquidos bebendo água boa, de preferência ainda na câmara de aquecimento.

A permanência pode ser combinada de modo agradável com exercícios de alongamento ou meditações dirigidas. O corpo — ao contrário do que acontece na sauna — não precisa esforçar-se, porém é desintoxicado de maneira tanto suave como duradoura.

Desintoxicação duradoura

A sauna só é uma solução durante o jejum quando se usa a biossauna suave sem ultrapassar os 50 graus. Quem vai freqüentemente à sauna finlandesa pode manter esse hábito também durante o período de jejum, mas deve saber que as temperaturas acima de 90 graus estimulam muito mais o organismo ao pânico do que às reações de limpeza de resíduos nocivos.

A lei dos estímulos suaves de Arndt Schulz

Neste contexto a lei de Arndt Schulz é interessante, a qual afirma que os estímulos fracos instigam as energias vitais, os médios as estimulam, ao passo que os estímulos fortes as inibem e os superfortes até mesmo atuam bloqueando-as. Isso recomenda o *tepidarium* ou as grotas para suar de muitas termas, porém certamente não as curas violentas, nas quais o corpo irrompe de suor no mais verdadeiro sentido do termo.

Excesso de acidez e jejum

Praticamente quase todos os homens modernos sofrem de excesso de acidez. Acontece conosco algo semelhante ao que acontece com as nossas árvores, que sofrem queda violenta de folhas devido às chuvas ácidas. No que diz respeito à alimentação, as frutas e

O excesso de acidez do homem moderno acontece na psique

as verduras têm principalmente um efeito básico, ao contrário das carnes, da gordura e dos doces que favorecem o excesso de acidez.

O principal motivo para o excesso geral de acidez certamente está na psique. A maioria das pessoas da assim chamada civilização já começa o dia azeda, comporta-se de modo igualmente azedo no engarrafamento matinal do trânsito e chega mais azeda ainda ao local de trabalho, onde a acidez passa para a próxima ocupação. As circunstâncias de vida não se tornam cada vez mais ácidas somente no sentido ecológico, mas também com relação a todo o clima, ao menos nas cidades grandes.

O jejum muda o processo do excesso de acidez nos tecidos e cuida da eliminação maciça da acidez, mesmo quando por essa razão primeiro o fluviômetro de acidez aumenta no sangue. Naturalmente, a acidez tem de ser eliminada através do sangue, de que outro jeito? Nisso — na verdade, só raramente — pode acontecer um surto de gota. Em 25 anos, nos quatro grandes seminários por ano e com muitos pacientes de psicoterapia que jejuaram só passei por essa experiência duas vezes.

A respiração conectada para a limpeza de resíduos nocivos e como psicoterapia

O efeito de desapego durante o processo da respiração

A eliminação mais forte da acidez é propiciada pela "respiração conectada"[8], que tem sido útil há 20 anos entre nós acompanhando as psicoterapias e as curas pelo jejum. Pela correspondente respiração conectada, o organismo é justamente inundado de ar, ou seja, de oxigênio (*prana* em sânscrito), enquanto expira em considerável medida o gás carbônico, um dos mais importantes resíduos nocivos do metabolismo. Em ligação com o jejum, o efeito do método é especialmente suave e profundo e é altamente eficaz, como mostrou-se repetidamente durante a nossa psicoterapia de quatro semanas, mas também no seminário de jejum "Unser Körper — Tempel der Seele" [Nosso corpo — templo da alma].

Ainda mais decisivo e sobretudo espetacular é o efeito de desapego do processo da respiração, que com o relaxamento alcançado perto do fim ultrapassa todas as técnicas de meditação mencionadas até aqui.

Banhos

Durante o jejum, conforme a natureza, os banhos quentes são especialmente agradáveis quando se tende a sentir frio. Mas devemos prestar atenção para que não fiquem demasiado quentes e não surjam problemas de circulação. Os diferentes suplementos de banho podem desenvolver o desejado efeito de modo suave, visto que a pele é um bom filtro. A quem procura descanso, aconselhamos erva-cidreira, ao passo que extratos de agulha de pinheiro estimulam.

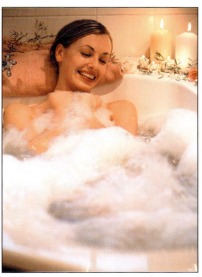

Banhos para eliminar a acidez

Um prazer especial pelo fato de ser muito agradável para a pele, e que é bastante recomendável durante o jejum devido à nítida eliminação da acidez, é o sal de banho básico de orgônio. A pele fica totalmente sedosa, além de flexível e delicada ao tato. Além disso, apoiar dessa maneira os processos de eliminação de acidez que ocorrem no corpo faz sentido e livra o organismo do trabalho.

Pele sedosa como resultado da eliminação da acidez

Movimento de resistência como medida de eliminação de acidez

O movimento e o equilíbrio do oxigênio têm igualmente um efeito nítido de eliminação da acidez, desde que não sejam exagerados. Esporte de desempenho, que tende ao excesso de exigência, leva reconhecidamente ao aumento do assim chamado teor de lactato, portanto, ao excesso de acidez por formação de ácido lácteo, o que se revela como ressaca muscular. Do ponto de vista da saúde, desaconselhamos esse tipo de atividades.

12. Desintoxicar, limpar os resíduos nocivos, soltar-se em todos os âmbitos

No âmbito do corpo, as possibilidades são complexas. O livro *Desintoxicar e relaxar — caminhos naturais de purificação*[9] cita nu-

O período de jejum é ideal para esclarecer os problemas psíquicos

merosos modos de fazer algo de bom com respeito a isso e de aprofundar o período de jejum.

Mas ainda mais importante neste contexto é o âmbito psíquico. Nódulos que só podem ser dissolvidos no corpo, infelizmente têm a tendência de voltar. No entanto, se eles forem acessados no âmbito da consciência, e se forem resolvidos os problemas que estão por trás deles, eles também podem deixar o corpo definitivamente. O jejum é o tempo ideal para induzir essas decantações.

"Soltar" tornou-se hoje uma espécie de palavra mágica. Quem é que não gostaria de soltar os seus antigos problemas, o seu *stress* e a tensão na nuca? Uma maneira amplamente subestimada é soltar-se no sentido do verdadeiro perdão. Quem cessa de acusar o outro de alguma coisa e de sentir-se ofendido, torna a sua vida drasticamente mais leve. De fato, não tem mais de arrastar tanto fardo e não precisa carregar o sofrimento de continuar ofendido por mais tempo. O livro *Desintoxicar e relaxar — caminhos naturais de purificação*[10] traz exercícios que são úteis desse ponto de vista.

13. Cuidados durante o jejum

Zeladores exteriores e interiores

Mais importantes são o jejum propriamente dito e o médico interior

O tipo de cuidados depende naturalmente do tipo de jejum. Essencialmente, também podemos jejuar sozinhos, mas no mínimo da primeira vez o acompanhamento por ajudantes experientes em jejum pode ser calmante e útil. Não precisa tratar-se obrigatoriamente de médicos ou agentes de cura; muito mais importante é que os acompanhantes disponham de alguma experiência de jejum e tenham aprendido o processo. Não se pede a intervenção em cada oportunidade que os médicos tradicionais propagam, mas o *nil nocere* dos médicos antigos, que podemos traduzir por "principalmente não prejudicar". O próprio processo de jejum e o médico interior são os verdadeiros ajudantes e devem ser perturbados o menos possível em seu trabalho responsável.

Comunicação no grupo de pessoas concordes

Nos seminários encontraremos a ajuda necessária muito mais depressa do que com os terapeutas isolados. Além disso, eles apresentam a vantagem de que podemos trocar idéias com pessoas concordes. Quando se misturam velhos adeptos do jejum com iniciantes nos grupos, essa é uma possibilidade ideal para trocar idéias e confirmar-se reciprocamente e inspirar coragem. Num seminário como "*Fasten — Schweigen — Meditieren*" [Jejuar — silenciar — meditar] que pela estrutura severa do zen apresenta grandes desafios aos participantes, já temos um grande número de repetidores que avançaram para uma espécie de co-oterapeutas. Embora predominantemente se faça silêncio, pela comunicação não-verbal também cria-se rapidamente um campo que inspira confiança, tanto que também os iniciantes encontram surpreendentemente depressa um lugar na estrutura e se superam. Quase todos conhecem bem esse efeito. Ao jogarmos tênis com um parceiro mais experiente e melhor, nos superamos com mais facilidade.

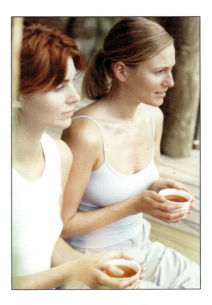

Meditação zen

Além disso, um bom programa com as correspondentes explicações, possibilidades de expressar-se e meditações pode criar um clima que transmite confiança. Só a certeza de que os sintomas e problemas que surgirem podem ser transmitidos ao grupo e rapidamente serão classificados e, se for o caso, serão tratados, pode ajudar muito no início e transmitir a necessária segurança.

Quando jejuamos sozinhos

Naturalmente, também podemos compor sozinhos um programa, por exemplo com uma diretriz como as deste conselheiro, de meditações dirigidas, livros de mandalas, unidades de movimento, passeios, vivências na natureza e culturais. Mas também nesse caso é importante saber que por trás existe um ajudante experiente em jejum, que pode ser consultado no caso das perguntas e dos pequenos problemas que surgirem.

Por conta própria — seguindo a fantasia pessoal — podemos ocupar-nos com nós mesmos. Um período de jejum é muito apropriado para aprendermos a nos conhecer melhor. Meditações orientadas podem contribuir, mas também um diário de jejum que nos ajude a ter uma visão geral dos passos de desenvolvimento.

14. Alimento para a alma durante o jejum

Enquanto o corpo vive a renúncia e aprende a satisfazer-se com água e chá, é importante oferecer uma boa alimentação para a alma. O jejum oferece uma oportunidade ideal para acabar com a degradação causada pelas transmissões de rádio e televisão. Agora é o momento ideal de ocupar-se com boa literatura, que alimenta a alma e motiva sua aproximação dos próprios pensamentos e permite a lida com os temas exigentes. Filmes que comovam a alma encontram agora um bom eco e podem enriquecer a experiência pessoal, especialmente quando são discutidos depois e interpretados com relação ao próprio caminho.

Apoio e estímulo do meio ambiente

A vida da natureza pode representar um papel maior para muitas pessoas; realmente, o processo do jejum estimula por si mesmo a união com a natureza. Assim, os passeios adquirem uma nova dimensão. Quando uma paisagem mexe com o nosso íntimo e as grandes árvores e as pequenas flores se transformam em parceiros de comunicação, pode abrir-se um mundo totalmente novo de vivências.

Mas conversas com amigos também podem ser importantes. Numa época de permanente inundação de estímulos e exagero de enormes ofertas da comunicação eletrônica, eles devem ser ativamente procurados. Esses oásis de tranqüilidade e a lida com assuntos importantes para a alma precisam hoje de momentos protegidos para não naufragarem na programação habitual.

Numa direção semelhante também pode levar a música ouvida ou tocada em companhia. Para que a música toque a alma, ela precisa de muito mais espaço consciente — no dia-a-dia normal ela fica muito aquém das suas possibilidades, como ocorre nos bastidores em que ela fica em segundo plano. O jejum encoraja a alma a fazer essas experiências e experimentos; só temos de criar os espaços correspondentes.

Como alimento para a alma também são apropriados concertos e peças de teatro, até mesmo visitas ao cinema e exposições, caso estejam em condições de estimular as próprias vivências e dar impulsos que toquem e comovam. Talvez o período de jejum seja também o tempo certo para reavivar antigos sonhos das próprias imagens exteriores e de pegar o pincel nas mãos. Possivelmente a pintura de mandalas seja um início para expressar-se mais livremente e, assim, expressar a própria criatividade. Nesse sentido uma máquina fotográfica pode ajudar a aprender a ver, em vez de simplesmente fotografar o mundo.

Dança e música

Dançar é igualmente uma oportunidade de introduzir ativamente o potencial criativo na vida. Um curso de dança pode ser a base para entregar-se conscientemente ao ritmo com alguém, ritmo que sustenta a ambos. Quem pode dançar com um parceiro, pode mais facilmente adaptar-se aos outros ritmos e assim, também encontrar o próprio ritmo com mais facilidade. Naturalmente o objetivo pode ser uma dança livre, repleta de expressão que tornou-se popular com o nome de "biodança".

O esporte como uma vivência nova

A combinação de movimento e música combina de modo ideal com o jejum e fortalece a sensação do ritmo próprio chegando até ao ritmo da vida. Além disso, entregar-se totalmente à dança durante no mínimo meia hora também é uma forma de movimento para o equilíbrio do oxigênio.

Finalmente, o período de jejum é idealmente apropriado para mudar mais para a vivência relacionada com o íntimo. Quem até o momento só conseguiu ver o esporte e o movimento sob os aspectos do desempenho, agora tem a oportunidade de dar um grande passo para as profundezas e viajar para dentro. Em vez de andar especialmente depressa, o novo desafio é andar com flexibilidade; em vez de pisar com muita força nos pedais da bicicleta, devemos pisar rítmica e continuamente; em vez de nadar com vigor especial, devemos fazê-lo com fluidez — e assim por diante.

Especialmente em atividades como a cavalgada e a dança, que incluem outra criatura, podemos sentir como o fluxo dos nossos movimentos é muito mais harmonioso e consciente durante o período do jejum. Isso aumenta a diversão com antigos padrões de movimento, que no caso ideal são mantidos depois da cura e que se tornam o alicerce para uma nova vida.

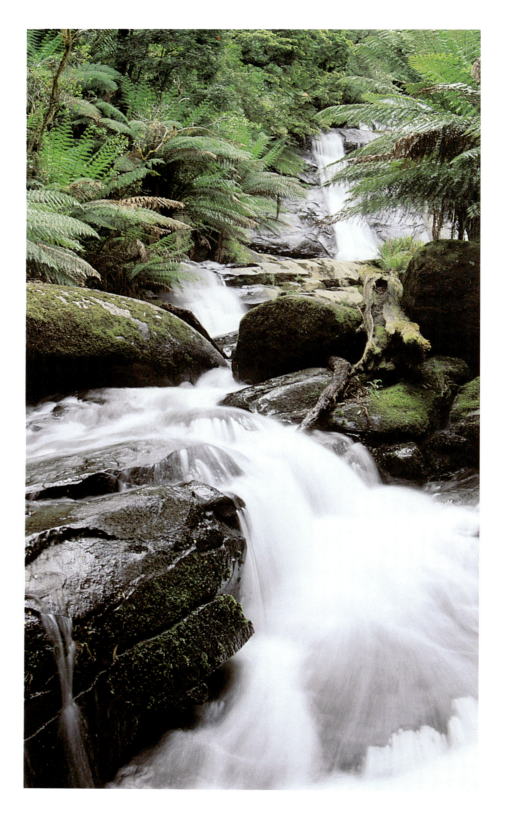

III Sintomas típicos durante o jejum

15. Pele e tecidos

Pele flácida devido à diminuição da pressão

Durante o jejum acontece uma diminuição geral da pressão em todas as células, que, por exemplo, torna-se perceptível nos problemas de circulação e de diminuição da pressão arterial, mas também na pele e nos olhos. Como não ingerimos sal, diminui a assim chamada turgidez, a pressão no interior da célula. É por isso que a pele fica mais flácida e até mesmo mais enrugada, o que pode causar um grande susto porque faz com que nos sintamos mais velhos. Mas o que nos tranqüiliza é que depois da recuperação do jejum, assim que o corpo receber sal outra vez e a pressão no interior da célula aumentar, a pele parecerá "como nova". De fato há poucas coisas que façam tão bem à regeneração da pele como o jejum. Quem ficar inquieto apesar disso, pode aproximar-se meditativamente do tema do "próprio pêlo" com a ajuda do CD *Hautprobleme*[11] [Problemas da pele] e reconciliar-se com os sinais que o tempo e a vida deixaram. Essa experiência também é uma ótima oportunidade para nos reconciliarmos com o inevitável processo de envelhecimento que em todos os casos nos visitará um dia e que só pode ser bem suportado com atenção e dignidade. Por um lado, o jejum é o melhor e mais conhecido método para tornar mais lentos os processos de envelhecimento; por outro lado, ele é uma oportunidade ideal para aceitá-los interiormente.

A pele flácida e enrugada não é duradoura

O jejum e os processos de envelhecimento

O jejum como regeneração da pele

Existe hoje um grande número de métodos para deter o envelhecimento natural a serem experimentados. Com cirurgias, até mesmo os tecidos caídos são levantados, a pele enrugada é esticada; muitas pessoas fazem alisar regularmente a pele. Visto realisticamente, em última análise, não há nenhuma novidade contra o envelhecimento, e quanto mais espetaculares forem as medidas contrárias, tanto mais dolorosamente tudo chega ao fim.

Aqui o jejum oferece um método eficiente, natural de deter o envelhecimento dos tecidos e até de regenerar algumas coisas. A vantagem do jejum está no fato de ele não poder, nem querer conseguir nada à força. Porém, aquilo que estiver dentro das possibilidades do próprio organismo, será exaurido.

O jejum e o prolongamento da vida

Como a atuação do jejum é um sucesso no tempo de vida pode ser visto nas experiências para prolongá-la. Na análise de idosos com mais de 100 anos em diversos países, não apareceram receitas milagrosas, mas apenas uma concordância muito simples: tratou-se predominantemente de pessoas pobres que se alimentaram escassamente durante toda a vida e que conheceram períodos de fome. Além disso, chamou a atenção o fato de haver muitos apicultores pobres entre elas (veja Kasten).

Como o jejum apresenta a mais parca de todas as formas de vida, tudo indica que ele também tem a oferecer algo com relação à longevidade. Isso está comprovado pelas experiências com animais. Se mantivermos os animais com uma alimentação escassa conforme a sua espécie e os fizermos "jejuar" de vez em quando, podemos aumentar drasticamente a sua idade. Atingir uma idade avançada por meio do jejum também resulta ter um sentido, porque com ele ao mesmo tempo melhora a qualidade de vida.

Segredos da colmeia

Em períodos mais prolongados de jejum e quando tempos difíceis têm de ser elaborados, como muitas vezes na psicoterapia de quatro semanas, gostamos de recomendar como ajuda adicional uma mistura de produtos das abelhas, que se mostraram muito eficientes. Na mencionada análise de pessoas com mais de 100 anos de idade chamou atenção o acúmulo de apicultores pobres, que vendiam o mel "bom" e se contentavam com os favos "sujos" de pólen e própolis. Aí pode estar um dos segredos da sua longevidade. Em todo caso, hoje os cientistas estão muito seguros de que os vikings, como únicos navegadores que não conheciam a falta de vitaminas e o escorbuto, mas ao contrário também chegavam à terra com energia e em boa forma física depois de viagens longas, a ponto de ensinarem os nativos a temê-los, deviam essa vitalidade aos favos de mel que levavam junto com eles.

Com a geléia real, a "geléia imperial" (antigamente era muito cara e reservada aos reis), as abelhas operárias cuidavam da sua rainha e lhe possibilitavam desse modo ficar maior e botar muitas vezes o seu peso em ovos diariamente. Com o própolis, as abelhas conseguiam proteger a sua colmeia de infecções. Finalmente, o pólen é uma espécie misteriosa de alimentação quase imaterial, pois como semente masculina das plantas ele contém toda a informação da futura planta.

Não sabemos qual substância é exatamente responsável pelos efeitos maravilhosos ou se talvez se trate da mistura de todos os componentes. Mas nós constatamos que a sua ingestão também pode ser muito útil durante o jejum.

Existem muitos preparados com essas substâncias. Eles são muito importantes para os clientes, mas infelizmente é muito difícil de controlar o que realmente está contido neles e se provêm de boas fontes. No nosso exame e segundo as nossas experiências em 25 anos de seminários de jejum, somente dois preparados se mostraram eficientes, Viabol e Matricell, sendo que o primeiro é preferível levando-se em conta a relação de preço e desempenho. Além disso, no Viabol estão contidas vitaminas de fontes naturais que não são obrigatoriamente necessárias para o jejum, mas que não fazem mal e até podem ser úteis nos jejuns mais prolongados.

As ampolas para beber (de 20ml) podem ser divididas em três porções e, como as substâncias das abelhas são solúveis no hidromel, também substituem a colherada de mel. A quantidade mínima de álcool não representa nenhum problema — a não ser no quadro mórbido das respectivas doenças. Quando toda a ampola não é ingerida de uma vez, somente as pessoas sensíveis percebem o álcool.

16. Sintomas psíquicos e sintomas físicos

Piora da capacidade visual

A pressão no olho também diminuirá. Assim, o que seria agradável numa visão com glaucoma, que é essencialmente marcada pelo aumento da pressão no interior do olho, pode piorar numa visão normal, em conseqüência da pressão no corpo vítreo e isso despertar o medo. Também nesse caso, no máximo com a recuperação depois do jejum se restabelece a pressão habitual e os problemas desaparecem do mesmo modo como surgiram. Sem dúvida, também nesse sintoma existe um sentido, que é exatamente o desafio de olhar mais para dentro.

Problemas estomacais

Leve as dores de estômago a sério

Durante o jejum, as dores estomacais devem ser levadas muito a sério e serem tratadas desde o início. A dor do jejum pode ser tratada com o remédio homeopático Anacardium D 12. Além disso, tomar suco de batata aos goles provou ser eficaz: em todos os casos funciona ainda melhor tomar Coca-Cola igualmente aos goles, pois ela provoca os arrotos que produzem alívio. Se tudo isso ainda não for suficiente, devemos pensar numa papa. De acordo com o paladar, pode-se escolher papa de aveia ou de arroz. Algumas colheradas em geral não interrompem o processo do jejum.

Em todo caso, convém perguntar o que se engoliu e não digeriu no passado, o que nos pressiona ou parece uma mó no estômago. Na maioria dos casos deparamos com emoções "engolidas"; quem dese-

Receitas de papas

Papa de aveia: Cozinhar lentamente 3 colheres de sopa de flocos de aveia em meio litro de água, e por fim coar.

Papa de arroz: Cozinhar lentamente 3 colheres de sopa de arroz branco em meio litro de água e coar.

Papa de linhaça: Cozinhar lentamente 3 colheres de sopa de linhaça trituradas em meio litro de água e depois de alguns minutos escorrer a papa.

Em todos os casos é possível melhorar o paladar com um pouco de suco ou de mel fino.

jar, pode consultar os livros *Verdaungsprobleme* [Problemas digestivos] ou A *Doença como Símbolo* e tirar as suas conclusões.[12]

"Emoção" vem do latim *emovere*, o que significa o mesmo que "mover-se para fora" — as emoções querem sair. Não é sem razão que a Bíblia recomenda deixar o coração respirar e falar com franqueza.

Problemas de peso

Esse tema será dominante em muito períodos de jejum, mesmo quando acentuamos tantas vezes que o jejum sozinho é impróprio para a perda duradoura de peso. Afinal, não basta deter o abastecimento quando um recipiente está cheio demais — também é necessário aumentar o escoamento. Para isso é conveniente, antes de tudo, o movimento no equilíbrio do oxigênio. Mas essa também não é uma solução suficiente, visto que limita o "problema" ao aspecto físico. As dificuldades com o peso sempre têm por trás um segundo plano psíquico.

Quais padrões psíquicos motivam os problemas com o peso?

Que motivos se escondem por trás da obesidade?

Portanto, é preciso descobrir os padrões psíquicos que modificaram o "regulador do peso" para poder substituí-los por um programa que melhor se adapte a nós. Assim, há uma grande diferença quando a obesidade representa um escudo protetor, por exemplo, contra ataques, como o ataque em multidão, ou é a expressão de falta de realização interior, se há uma necessidade sensual que é satisfeita pela comida, ou se a própria figura é neutralizada conscientemente com uma gordura de bebê. O período de jejum é bastante apropriado para rastrear esses motivos psíquicos e analisá-los no contexto de uma pequena "psicoterapia" realizada por nós mesmos.

Mein Idealgewicht [13] [Meu peso ideal] oferece em três CDs e num pequeno livro de bolso a orientação necessária para esclarecer o problema e principalmente para modificar a posição no futuro. Completado por um programa adequado de ginástica e uma modificação da alimentação mais voltada para a comida integral, que leva à saciedade, é possível uma solução duradoura. No entanto, nesse caso o jejum é apenas motivo e início do desenvolvimento psíquico, em que se introduz um programa de movimentação, que constrói outra vez as obras da própria força celular e põe o metabolismo em movimento. Esse processo de modo algum termina com o período de recuperação, mas realmente se inicia com ele e experimenta as suas mais importantes provas de preservação. Durante o jejum as chances são realmente boas, como mostra a experiência.

Medos

Os medos não só são um impedimento para toda a vida, mas naturalmente também para o jejum. É por isso que convém incluí-los desde o início nesse empreendimento e não tentar em primeiro lugar expulsá-los e excluí-los. Em geral isso não dará mesmo certo. Os medos revelam os "pontos apertados" da vida (em latim, *angustus* significa "aperto"). Quem amplia esses desfiladeiros — e para isso o jejum, que torna tudo mais aberto e amplo, oferece uma maravilhosa oportunidade — viverá com mais leveza depois.

Os medos limitam a vida

O meu programa *Angstfrei leben*[14] [Viver sem medo](CD com livro de bolso) pode ajudar a investir contra as raízes psíquicas do medo e dessa maneira afrouxar o aperto. Aproveitamo-nos disso durante o jejum, mas naturalmente também depois ao longo de toda a vida.

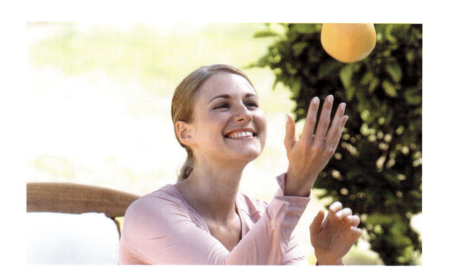

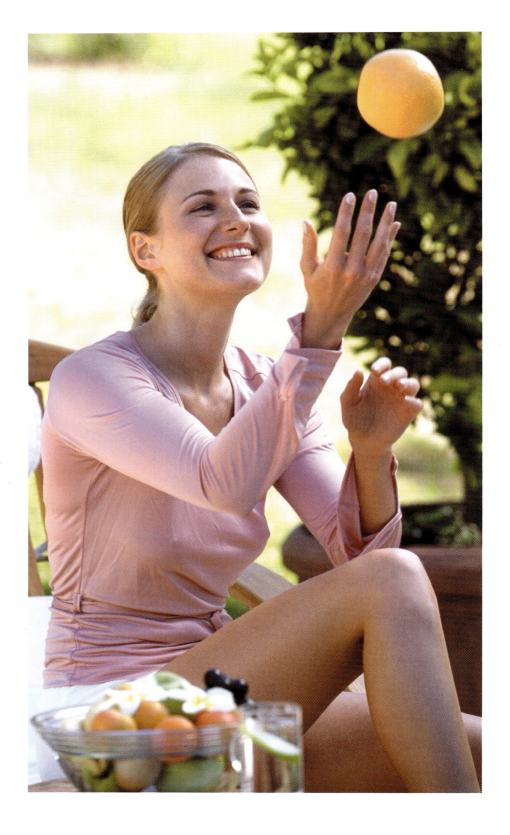

IV As variantes do jejum

17. Que tipos de jejum existem?

Hoje, freqüentemente todos os momentos de renúncia são designados como períodos de jejum. Naturalmente, nesse sentido podemos chamar de jejum a renúncia em assistir à televisão e até mesmo a abstinência do sexo; no entanto, isso tem pouco a ver com o jejum original. No caso da abstinência de carne, de álcool e de doces já nos aproximamos mais do nosso tema.

Em geral o verdadeiro jejum significa a renúncia à alimentação

O verdadeiro jejum só adquire o seu verdadeiro sentido na renúncia geral a toda alimentação. Naturalmente todas as transições são fluentes aqui, pois um caldo de verduras, que no essencial se compõe apenas de suco de verduras, é totalmente compatível com o jejum. Por outro lado, também podemos alimentar-nos de líquidos, e isso por sua vez não tem nenhuma relação com o jejum.

Dietas parciais

Entre a alimentação normal e o jejum estão as assim chamadas dietas parciais que, talvez como a cura de Mayr, só investe num determinado alimento. Na dieta de Mayr — criada pelo médico austríaco F. X. Mayr — somente são engolidos pequenos pedaços de pãozinho (por isso também é chamada de "cura pelo pãozinho") com chá — antigamente com leite — depois de interminavelmente envolvidos pela saliva. Nessa cura, aprendemos a mastigar bem e corretamente e, além disso, ela poupa bastante o intestino. Mas como são fornecidas algumas calorias, não acontece uma adaptação e transformação igual à do verdadeiro jejum. Por isso, muitos médicos adeptos da dieta de Mayr combinam o método com um período de jejum total no final. Dessa maneira, começa-se o jejum aos poucos e de um modo muito moderado.

A cura de Mayr

Como única fonte de calorias, a qualidade da farinha branca da qual são compostos os pãezinhos é problemática. Por isso os médicos adaptáveis que prescrevem a dieta de Mayr mudaram para alternativas integrais. Por outro lado, é natural que justamente a farinha branca praticamente pré-digerida dos pãezinhos velhos represente um trabalho muito pequeno para o intestino do qual exigimos demais, e por isso a farinha é por certo a variante que mais o poupa.

Quem sofre há muito tempo de problemas intestinais e nunca aprendeu a mastigar com calma e a saborear sua comida, está bem aconselhado a fazer essa cura — ao menos no início de sua carreira de jejuns. A isso somam-se as massagens do intestino, que por sua vez podem contribuir para a dissolução de velhos resíduos intestinais; na verdade, elas só são recomendadas se forem feitas por médicos experientes na cura de Mayr. Se não ficarmos dogmaticamente dependentes da cura de Mayr, ela deve ser especialmente recomendada para embarcar no jejum, ou quando não se trata de emagrecer.

Jejum de sucos

Sempre dilua os sucos

Jejuar com sucos é uma variante apreciada, na qual são bebidos mais sucos do que água, e de preferência feitos na hora. Em todo caso, é preciso prestar atenção para que eles não sejam muito doces ou grossos. Podemos alimentar-nos sem problemas com suco de banana, e afinal, trata-se de um jejum, não de uma alimentação líquida! Portanto, os sucos devem ser bem diluídos ou completados com água e chá, para que o balanço de líquidos seja seguro. Sucos não diluídos não devem contar como bebida.

Dieta da batata e do arroz

Dieta da batata

Preparo das batatas

Trata-se de uma dieta que, em virtude da renúncia ao sal e da riqueza de potássio, talvez traga alívio pela eliminação de líquidos por meio da batata. Vários dias isolados de alívio — por exemplo, depois do excesso nos dias anteriores — como curas mais prolongadas com base nessa dieta podem ser significativos. Ela se presta mais para um único dia de jejum do que para o jejum prolongado, porque devido à adaptação rápida só leva à fome e, com isso, ao sofrimento.

As batatas podem ser ingeridas de todas as formas e em quaisquer quantidades, desde que não se acrescente gordura ou sal; portanto, pode-se ingerir batatas cozidas com a casca bem como purê de batatas, neste caso preparado com água em vez de com leite. Um salpicado colorido de outras verduras não arruínam a dieta. Além da eliminação de líquidos, existe outra vantagem, uma forte eliminação de acidez. Ambos os efeitos correspondem totalmente aos do jejum total.

Dieta do arroz

Igualmente um alívio para o organismo são os dias comendo apenas arroz. Como nos dias de batata, o arroz pode ser apreciado de qualquer forma, desde que a gordura e o sal fiquem de fora.

Dieta de frutas para aliviar o organismo

O conceito é o mesmo dos dias de batata e arroz; a eliminação de líquidos é semelhante — na verdade, o efeito com relação à perda de peso não é igual. Quando consumimos qualquer quantidade de fruta madura e doce, isso rapidamente aponta na direção da alimentação, não da dieta. A amplitude da variação aqui é incomparavelmente maior, e assim a maioria das pessoas que jejuam aprecia muito essa dieta. Contudo, deve-se evitar as bananas. Para a alma, essa dieta representa certo alívio e ao mesmo tempo descontração, visto que as frutas foram recomendadas pela Bíblia como os primeiros e inocentes alimentos.

Possibilidades de variação com frutas

Dieta de legumes

Correspondendo às outras dietas, também podemos passar por dias de legumes. Podemos orientar-nos segundo o efeito térmico de tipos isolados de frutas e legumes. Pois, naturalmente, no quente período do verão teremos essencialmente mais vontade de comer frutas frescas e no frio do inverno de lançarmos mão com mais freqüência de legumes quentes e que aqueçam por dentro.

Sopa de legumes para emagrecer

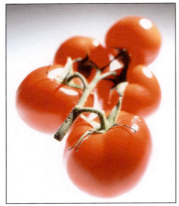

Limpeza do intestino por meios naturais

Aquela sopa que foi desenvolvida originalmente para aliviar os pacientes cardíacos é uma maravilha entre as dietas. Ela é um verdadeiro *hit* para as pessoas que querem emagrecer, pois quanto mais se come dela tanto mais se emagrece. Isso tem a ver com o fato de a sopa ser feita especialmente de tipos de legumes como a couve, que antes de tudo contém substâncias fibrosas e são muito difíceis de decompor. Por assim dizer, o organismo já gasta mais energia para digerir do que depois para usar o que foi digerido.

A isso acrescenta-se que a sopa, apreciada quente, também estimula poderosamente o metabolismo, principalmente quando também é "quente" devido ao tipo de temperos utilizados. Desse modo, em geral, ocorre por si mesma uma limpeza do intestino. A abundância de fibras dos legumes por um lado e a mobilização do metabolismo por outro, devido às eventuais especiarias picantes, cuidam disso.

Coma a sopa — bem temperada — pois além de saborosa, ela representa um caminho efetivo para as pessoas que querem emagrecer. Ela pode ser combinada com os componentes da alimentação seletiva, de modo a propiciar mais variação. Os corifeus da arte da culinária, como Eckart Witzigmann, já fizeram experiências bem-sucedidas e contribuíram com uma abundância de variantes saborosas de receitas de sopas de couve.

Combinada com um programa de exercícios, cuja manutenção varia bem de acordo com a capacidade de desempenho individual, pode-se objetivar uma eficaz queima de gorduras, que faz com que, ao lado do emagrecimento, a gordura seja ainda transformada em tecido muscular. Em seminários como "Weniger = Mehr" [Menos = mais] nós já a usamos ao longo dos anos com grande sucesso. Pessoas medianamente em forma, com essa dieta estão em condições e felizes de fazer um passeio de várias horas pela montanha. Em combinação com o *tepidarium* ou uma bios-sauna muito suave é possível aumentar à vontade o processo de limpeza dos resíduos nocivos do organismo. Só o verdadeiro jejum é ainda (muito) melhor!

Receita básica de sopa

Ingredientes
6 cabeças de cebola
1 ou 2 latas de suco de tomate
1 maço de couve
2 pimentões verdes

1 maço de talos de aipo
1 cubo de caldo de legumes
Experimentar e temperar conforme o gosto com sal, pimenta, salsa, curry, se desejar com molho picante entre outros

Modo de fazer: Picar tudo bem pequeno, cobrir de água. Deixar cozinhar por 10 minutos em fogo médio. A sopa pode ser tomada a qualquer hora e na quantidade desejada. Ela contém poucas calorias; portanto, quanto mais se come, mais se emagrece. No entanto, se a sopa for o único alimento por um espaço mais prolongado de tempo, isso pode levar a uma alimentação errônea.

Variante segundo Eckart Witzigmann

Sopa asiática de couve

Receita para um ou dois dias

Ingredientes
500 g de repolho branco
300 g de couve-flor
170 g de cenoura
1 aipo
300 g de tomates frescos
2 pimentões vermelhos
150 g de cebolas brancas
150 g de alho-bravo
2 dentes de alho
2 cm de gengibre fresco
200 ml de extrato de tomate
2 colheres de sopa de óleo de oliva

1,5 l de água
2 cubos de caldo de legumes
1 colher de sopa de cominho
1 colher de sopa de curry em pó
1 colher de sopa de coentro amassado
2 folhas de louro
2 vagens pequenas de pimenta vermelha secas picadas
1-2 talos de alho-porró
1 borrifada de molho de soja
coentro fresco
salsa fresca

Modo de fazer: Lavar a verdura e picá-la bem. Aquecer as cebolas e o alho-bravo numa panela grande com o óleo de oliva. Temperar com o curry e acrescentar o cominho e o alho picados. Deixar levantar fervura.

Acrescentar os legumes e o extrato de tomate e completar com água. Acrescentar os cubos de caldo, o coentro, as folhas de louro, o chili, o gengibre e o alho-porró e levar ao fogo novamente.

Deixar cozinhar durante dez minutos, reduzir a temperatura e deixar ferver até os legumes ficarem macios. Temperar com o molho de soja e acrescentar as ervas frescas picadas.[21]

A cura pelo bife e pela salada

Do ponto de vista médico, só podemos advertir contra as dietas parciais, que levam à engorda com proteína, como a cura pelo bife e pela salada. Elas estimulam o acúmulo de resíduos nocivos na forma de calcificação dos vasos sangüíneos.

Dietas de redução de calorias

Não se recomendam dietas a longo prazo

Não posso recomendar as assim chamadas dietas de 800 a 1000 calorias, pois trazem consigo uma fome prolongada uma vez que não ocorre nenhuma transformação básica. Mas a fome é uma sensação horrível, que emagrece, ao passo que o jejum dá alegria e pode dar asas à alma. Na maioria dos casos, essas dietas visam à perda de peso, o que naturalmente dá certo a curto prazo. No entanto, a longo prazo elas exercem muito mais o efeito contrário, visto que o organismo faminto se vinga pelo tempo de martírio, na medida em que exige mais. Aqui cabe a frase cínica de uma jornalista sobre as dietas, que diz: "As dietas sempre são divulgadas, mas nunca funcionam!" Com isso ela quis dizer que uma nova dieta sempre vende jornais porque a última não funcionou.

Podemos resumir a questão da seguinte maneira: o fato de existirem numerosas dietas para emagrecer, mostra, de maneira direta e simples, que nenhuma delas funciona. Se uma delas desse certo duradouramente, não haveria necessidade de todas as outras — elas seriam supérfluas.

18. Formas especiais de jejum

Psicoterapia durante o jejum

A melhor maneira de resolver a dependência da nicotina, os problemas com o peso e os medos é por meio de uma boa psicoterapia.[15] O jejum é a terapia auxiliar ideal. Quem quer se livrar de conteúdos inconscientes, que é o objetivo de toda psicoterapia significativa, poderá fazê-lo com mais facilidade quando, paralelamente, o seu organismo aprender a organizar o corpo. Quando se trata da sombra — portanto daquela parte escura da alma, que temos de reconhecer e integrar se quisermos ter saúde — o jejum é um complemento obrigatório. Em todo caso, a psicoterapia ocupará o ponto central; embora importante, o jejum é uma medida auxiliar. Quem resolve seus problemas psíquicos, pode abordar paralelamente os físicos com maior facilidade. Poucos métodos desenvolvem sinergias tão significativas e se completam de modo tão perfeito como esses dois — aqui só podemos mencionar ainda a terapia da respiração. Ambos visam ao corpo e à alma; então, visam ao ser humano como um todo.

Como diminuir os problemas físicos solucionando os problemas psíquicos

Caminhadas durante o jejum

Esta variante especial apresenta algumas vantagens, mas também algumas ciladas. Somente quando evitamos as últimas sem nos comprometermos, podemos aproveitar as vantagens. Quem caminha durante o jejum, conforme a natureza, precisa ingerir muito mais líquidos, de preferência água, que em geral deve ser levada junto. Isso pode ser trabalhoso, de modo que muitos levarão uma quantidade muito pequena, o que faz com que a caminhada não acrescente nada, mas até faça mal. Quem se esforça jejuando com carência de água, presta a si mesmo e ao seu organismo um desserviço!

Viagem a pé e jejum

Além disso, infelizmente não é possível determinar com exatidão qual a quantidade necessária de água durante a caminhada e, assim, por motivos de segurança, é melhor beber demais. Aqui surge o mesmo dilema enfrentado pelos corredores de longa distância e pelos ciclistas: eles têm de começar a beber muito antes de ficar com sede, senão será tarde demais para manter íntegra a capacidade de desempenho.

Além disso, quando estamos permanentemente caminhando, pode ser difícil fazer a necessária limpeza do intestino. Péssimas condições sanitárias em geral reduzem drasticamente a qualidade da experiência do jejum.

Porém, se essas duas dificuldades forem contornadas, a viagem a pé durante o jejum oferece a oportunidade de perder mais peso e, principalmente, de estimular duradouramente a adaptação básica do organismo. Todas as vantagens que o movimento traz ao equilíbrio do oxigênio são então intensamente mais eficazes.

Para mim, pessoalmente, foi muito mais eficaz uma dieta parcial à base de sopa de legumes durante um período de caminhadas intensivas, porque praticamente nunca ocorreram crises de jejum. Quando isso acontece durante a caminhada, é necessário prever que alguém nessa situação não obrigue o grupo a transportá-lo para alcançar algum objetivo geográfico antes de anoitecer. Portanto, as peregrinações de jejum que sempre saem do mesmo ponto de partida são mais seguras, porque as pessoas implicadas podem pular um dia e ficar em casa. Por outro lado, certamente isso não é muito interessante, como quando podemos avançar de estação para estação num determinado caminho. Isso expressa simbolicamente — ao imitar a caminhada da vida — o progresso pessoal.

O silêncio durante o jejum

Jejuar e ficar em silêncio

A combinação de jejum e silêncio comprovou ser muito eficaz na nossa experiência de 25 anos de seminários. Ambos os métodos se completam surpreendentemente bem e levam a uma impressionante sinergia. Depois de uma semana de silêncio durante um rígido período de jejum com água e chá, os efeitos não são comparáveis aos do jejum normal. A tranqüilidade alcançada é insuperável, e quase como de passagem acontecem efeitos psicoterapêuticos que sempre tornam a me surpreender como médico. Para uma sociedade de empreendedores como a nossa, é surpreendente o quanto se libera por si só, quando simplesmente paramos de fazer para nos encurvarmos. Tanta coisa então se endireita por si mesmo e se resolve sem luta e sem esforço. Pelo silêncio, obviamente a instância do médico interior recebe energia adicional.

Se combinarmos esse dueto de jejum e silêncio com uma disciplina severa como a meditação zen, esse último pilar fornece mais um impulso considerável de energia. Mesmo que essa posição sentada pareça caracteristicamente antiquada, até mesmo claustral, justamente para os homens modernos, que estão na ressaca da vida social, seu sucesso é espantoso. Em nenhum outro seminário encontramos um tal acúmulo de pessoas independentes, responsáveis e assim chamadas executivas. É provável que justamente essa redução ao essencial, simples e singelo seja uma outra possibilidade para a nossa época sobrecarregada se libertar em diversos âmbitos e finalmente limpar o intelecto de resíduos nocivos com muito mais eficácia do que durante o jejum normal.

Depois disso surge um frescor e atenção mentais que muitas pessoas nem sequer conheciam mais. Em nenhum seminário até agora, eu pude observar uma média incomparável de recuperação. Ela está sempre acima de 50 e muitas vezes chega a 75 por cento. É incrível o que a simples renúncia pode fazer, quando é executada de modo conseqüente.

Conscientização regressiva

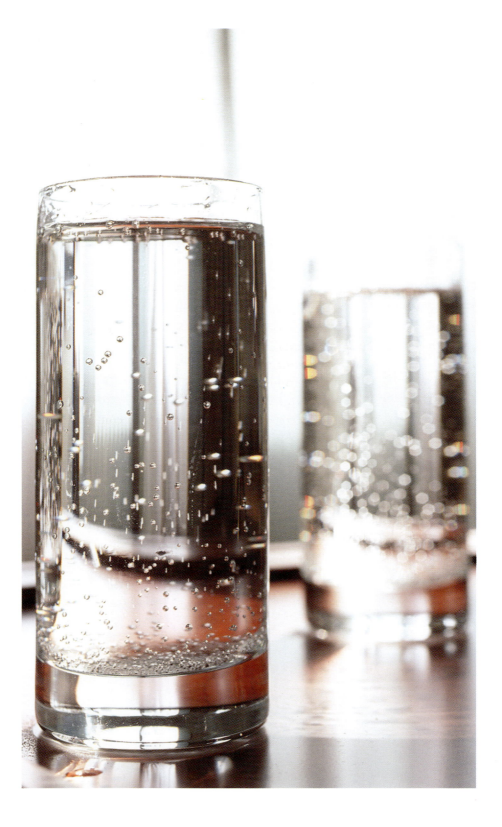

V O programa de jejum

19. Preparação para o primeiro dia

Hermann Hesse disse que em todo início há uma magia, a voz do povo sabe que a primeira impressão é a mais importante, e muitas tradições partem de que no início está contido o todo, do mesmo modo como toda a árvore está contida na semente. No jejum, a postura inicial determina a situação de toda a cura e decide sobre o restante do processo. Quando a decisão de jejuar provém do íntimo, ele certamente dará certo. Mas quem se abastece com barras de frutas e cereais nos tempos difíceis, tem de levar em consideração que o organismo constantemente conta com essas reservas externas de emergência e gera mais fome do que necessária, antes de lançar mão das reservas internas. Por isso, será muito útil para um jejum eficaz, tomar uma decisão clara e eliminar todas as sobras de comida.

Reservas de emergência do corpo

A última maçã

Com relação à adaptação do intestino, comer por último uma fruta, por exemplo uma maçã, antes do jejum mostrou-se eficaz. Uma última refeição assim tão rica em fibras pode estimular uma excreção importante no futuro. Quando a última maçã é saboreada com consciência e postura ritual, os marcos para o futuro são estabelecidos de modo ideal. O período de jejum, quando é introduzido dessa maneira, torna-se um prazer consciente logo da primeira vez.

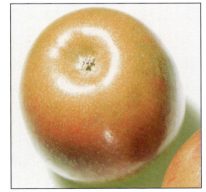

Além dessa maçã, podemos também fazer um dia inteiro de frutas, isto é, um dia ou até mesmo alguns dias de alívio no sentido da mencionada cura com frutas. Essa alimentação rica em fibras é uma boa ação para o intestino, e ele usará a situação para livrar-se do que o estava incomodando há muito tempo. Dessa maneira, ele fica mais bem preparado ainda para a cura de jejum seguinte.

Beber ou A Água da Vida

Beba no mínimo dois litros de água por dia

Desde o início é importante ingerir uma quantidade suficiente de líquidos. De preferência, devemos beber água ou chá de ervas. A quantidade mínima de água é de dois litros, desde que não se perca líquido demais na transpiração, pois então ele deve ser reposto. Nas caminhadas durante o jejum esse é um ponto fundamental, que decide pelo sucesso ou pelo fracasso, e até mesmo pela nocividade da cura.

Quem não bebe suficientemente, de preferência não deve jejuar. Como seria uma limpeza de casa sem água suficiente? O médico interior, ou seja, o organismo que se desintoxica, precisa tão urgentemente de "meios de solução" quanto qualquer faxineira. Nunca se enfatiza demais: quem bebe água de menos e deixa o organismo morrer de sede, causa danos a ele e a si mesmo.

Beber bastante líquidos é especialmente importante na velhice

O jejum é uma boa oportunidade de assumir de uma vez por todas o controle. Afinal, devemos beber diariamente dois litros de água e é melhor começar com isso logo cedo na vida, pois mais tarde isso não é mais tão fácil. Não são poucas as pessoas idosas que vão parar na psiquiatria ou em clínicas de tratamento porque bebem água de menos. Nas pessoas jovens, o organismo consegue compensar o déficit de água com esforço, mas com a velhice consegue fazer isso cada vez menos. Se fornecermos líquido suficiente aos idosos perturbados, muitas vezes vemos como o espírito deles se clareia novamente e eles podem ser enviados para casa. Infelizmente, ao chegar lá eles não bebem água suficiente e por isso têm de voltar à clínica. O mesmo acontece em estações de tratamento. Muitas pessoas poderiam poupar-se desse fim árduo e indigno, se aprendessem a beber água suficiente em tempo. Mas "o que o Joãzinho não aprendeu, o João nunca mais aprenderá", diz o ditado e, infelizmente, ele está certo. A cura pelo jejum também pode trazer uma solução nesse caso, desde que, depois do jejum, se mantenha a quantidade mínima de dois litros de água por dia.

Quanto são dois litros?

Para as pessoas que necessitam especialmente deles, parece que beber dois litros de água é demais. É um bom exercício determinar essa quantidade todas as manhãs, separando as habituais quantidades individuais (de água!) diante de si. Para o bebedor de vinho seriam 16 cálices; para o apreciador de cerveja, quatro canecas de chope; para o bebedor de café e de chá, segundo o tamanho do recipiente, ou seja, entre 15 e 20 xícaras, uma tigela.

Qual é a água apropriada?

Em primeiro lugar, a quantidade tem de estar certa, mas então logo se apresenta a questão da qualidade. No que diz respeito a isso, em primeiro lugar temos de mencionar aqui a pureza, ou seja, a limpeza. Hoje há muitos sistemas bons de filtros (como o da Sanacell) que retiram da água praticamente todas as substâncias nocivas.

Água mineral

Na verdade, não precisamos de água mineral, pois de qualquer modo os minerais não-orgânicos contidos na água quase não podem ser captados pelo nosso organismo. Antigamente as pessoas ainda não podiam construir poços profundos, portanto, dependiam da água superficial das cisternas, pobre em minerais, na forma de água da chuva e água da fonte. Somente por meio da assim chamada sedimentação, da destilação da água através das camadas de rochas é que 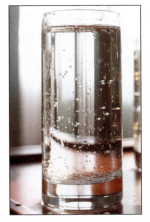 surge a água mineral. Por outro lado, não temos de tirar obrigatoriamente todos os minerais da água por meio da osmose de retorno. Em geral, a água encanada é pobre em minerais e, em muitas regiões, de qualidade aceitável.

Além disso, a água corrente sempre tem melhor qualidade do que a água parada — no entanto, a água mineral fica parada na garrafa e na maioria das vezes durante mais tempo do que a água corrente fica parada nos encanamentos.

Oxigênio

A água de fonte tem uma saturação mais elevada de oxigênio que a água encanada, por isso é que se cogita fazer um enriquecimento de oxigênio (como a água da firma Waterhouse). Por esse caminho, a saturação de oxigênio da água de fonte leva bastante vantagem, o que se torna agradavelmente perceptível durante o jejum.

Energização da água

O movimento em espiral da água gera energia

De Grander a Plocher há discordância na opinião dos especialistas sobre a elevação do nível de energia da água. Pessoas sensíveis realmente percebem as diferenças com clareza. Há muito tempo o "papa austríaco da água", Viktor Schauberger, ao analisar a maioria dos métodos percebeu que a água no padrão das torrentes se move naturalmente em forma de espiral e, dessa maneira, capta energia de maneira inexplicável.

Com essa base trabalha por exemplo a firma Life Light. O sistema da Sanacell provou ser muito eficaz, e a relação entre preço e desempenho também é correta. Aqui a água é filtrada e depois energizada por meio de diversos métodos. Quando — como nesse caso — o paladar também é bom, um preparo como esse não aumenta a vontade de beber somente durante o jejum, e por isso ela deve ser recomendada.

Temperatura da água

O ayurveda e a água fervida

Finalmente, também temos de pensar na temperatura da água. Para muitas pessoas, beber água significa simplesmente tomar um copo de água fria, o que não é obrigatoriamente assim. Na medicina ayurvédica, por exemplo, recomenda-se beber água quente, fervida. Aqui se juntam dois, quando não três pensamentos relativamente aos objetivos. Por um lado, na Índia sempre foi melhor beber água fervida, ou seja, livre de germes. Além disso, a bebida fervida está totalmente isenta de estruturas, porque devido ao considerável movimento das moléculas durante o processo de fervura todos os padrões (também chamados de "*cluster*") são destruídos. Acontece, portanto, o contrário daquilo que acontece na energização, pois esta deve impregnar a água o mais possível de padrões curativos, ao passo que a tradição ayurvédica persegue o objetivo de gerar água o menos impregnada possível e com isso água maximamente absorvível. Como mencionamos, um argumento semelhante é desfavorável às águas minerais, que já estão carregadas por muitas partículas e por isso não podem absorver mais. Para a limpeza dos resíduos nocivos, devemos beber água o mais "vazia" possível.

Água morna ou até mesmo quente obviamente gera mais calor no organismo do que a água fria. Ao falarmos dos dias de regeneração, sempre voltamos a falar do efeito térmico dos alimentos e bebidas. Simplesmente, teste uma vez qual temperatura da água ou dos chás você prefere. Afinal não existe nenhum motivo sensato para beber sempre água fria e chá quente.

Outras bebidas para o jejum

Os chás

Aqui devemos mencionar em primeiro lugar os chás de jejum ou chás de ervas. Estes podem — quando não são tomados à vontade — contribuir para a quantidade geral de 2 litros de líquidos por dia. No entanto, os chás de ervas são um meio medicinal de cura e seu efeito não deve ser subestimado. Podemos poupar-nos de incompatibilidades, como as que podem surgir no consumo exagerado de chá de camomila, trocando o tipo de chá consumido. Mas não há nada contra algumas xícaras de chá de camomila, desde que o apreciemos.

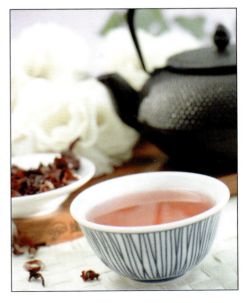

Tipos diferentes de chá

No caso do chá para o fígado e os rins, o problema da quantidade ocorre em sentido inverso, pois o seu sabor desagrada à maioria das pessoas. Em meus seminários, recomendo usá-los alternadamente e apenas uma vez por dia e, além disso, preferir os chás considerados saborosos. O mesmo vale para a maioria dos chás destinados à limpeza do sangue e os outros chás medicinais. A não ser pelos problemas especiais conhecidos, como um distúrbio do fígado, podemos abster-nos dessas misturas "difíceis" e escolher as composições mais agradáveis.

Chás

Os chás mencionados a seguir já vêm em misturas prontas e estão disponíveis nas farmácias. Apesar disso, você vai encontrar aqui alguns estímulos para fazer as misturas, pois ervas frescas sempre são preferíveis às secas. Mas lembre-se de que se trata de chás medicinais e de medicamentos, que podem ser venenosos em doses muito altas, como o chá de *Schöllkraut* (assinalado abaixo por um "!")

Chá para o fígado e a vesícula: dente-de-leão, erva pé de pato, cardo prateado, raiz de ruibarbo, mil-folhas

Chá para os rins e a bexiga: anis, *bérberie*, junípero, erva do coalho, açoute dourado, hera terrestre, folhas de framboesa, mil-folhas

Chá para limpeza do sangue: mil-folhas, sálvia, fruto da roseira, flores de urze, folhas de bétula, cominho, frutas de coentro, flores de prímula (!), bagas de junípero, funcho, urtiga

Chá para os nervos (bom à noite e antes de ir dormir): erva-cidreira, lúpulo, lavanda, groselha, valeriana, verônica, sálvia, funcho, alecrim, erva de aveia, chave do céu, barba de milho

Chá para o pulmão e o peito e as vias respiratórias (especialmente para fumantes): musgo islandês, pulmonária, anis, funcho, visco, alho-bravo, tomilho, cebola, gengibre, verbasco,

Chá para limpeza da pele: urtiga, frutas de junípero, amor-perfeito, folhas de bétula, flores de sabugueiro, fruto da roseira, flores de tília, flores de mil-folhas, erva de aveia, barba de milho, gengibre

Chá para o estômago: várias flores e plantas, mil-folhas, erva de aveia, barba de milho, gengibre

Chá para a circulação: alecrim, gengibre, flores de tília e de sabugueiro

Chá para o intestino (contra a flatulência): cominho, funcho, anis

Chá para a menstruação: várias flores e plantas, mil-folhas, bolsa de pastor

Mau hálito: alecrim, hortelã-pimenta, erva-cidreira, sálvia

Em nossos seminários se mostraram eficazes os chás tibetanos da firma suíça Padma, especialmente para os dias frios.

Chá preto

O chá preto é quase tão tabu como o café, embora seja atraente para muitas pessoas que jejuam por estimular a circulação. Um contém cafeína e o outro teína, e ambas não se prestam para o período de jejum.

Chá verde

O chá verde é extraído da mesma planta que o chá preto, mas como ele não é fermentado, quase não contém teína e por isso pode ser ingerido durante o período de jejum. Em todo caso, devemos levar em consideração que o chá verde tem uma atuação muito refrescante e por isso é menos apropriado justamente para as pessoas que têm circulação fraca. Algo semelhante vale para a hortelã-pimenta, enquanto que, por exemplo, o funcho e o gengibre, muito mais fortes, têm um efeito muito aquecedor. Portanto, quem fica com frio com facilidade, está muito bem servido com essas últimas espécies de chá.

Sucos

Os sucos não são necessários durante o jejum, mas representam uma alternativa agradável e apreciada e providenciam o abastecimento de minerais e oligoelementos suficientes. Eles também podem, como os chás, desenvolver efeitos medicinais. Assim, podemos combater os males estomacais que surjam com suco de batata tomado aos goles ou problemas da bexiga com suco de murtinho. Ambos têm um sabor tão característico que aqui não haverá nenhum problema estomacal.

Prefira as frutas aclimatadas

Além disso, os incomparavelmente apreciados sucos de maçãs, pêras ou laranjas são adequados para o jejum, mas devemos tomar apenas um copo médio e bebê-los de preferência processados na hora; no entanto, os sucos de frutas podem estimular a acidez estomacal; devemos preferir as frutas da região. A diferença entre os sucos comprados prontos e os processados em casa é enorme, especialmente quando os últimos são obtidos de frutas cultivadas biológica e dinamicamente. O suco de banana é proibido devido à alta quantidade de calorias.

Sucos de legumes

Os sucos de legumes, como o de cenouras ou de aipo, são muito apropriados. A importante vitamina A das primeiras pode ser captado sem um pingo de gordura, por exemplo, eliminando-se a camada que se forma quando o suco é extraído. É preciso examinar cuidadosamente os sucos de legumes comprados, para verificar se contêm sal, que pode arruinar o jejum. Uma etiqueta no suco de tomate como "exclusivamente temperado com uma pitada de sal marinho, apropriado para dieta!" indica com toda clareza que esse suco é totalmente impróprio para a cura com jejum. Os fabricantes querem abranger ambos os grupos de clientes com esse truque, os que preferem suco de tomate com bom sabor, que naturalmente contém sal, e os apóstolos da dieta que não o apreciam. Como o sal é barato, o suco provavelmente o contém em grande quantidade.

Que sucos são indicados para quais problemas?

Nos problemas do estômago e do duodeno: suco de repolho branco, tomado às colheradas, até 1/2 litro por dia, suco de batata, sopa de papa de arroz
Nos problemas dos rins e da bexiga: suco de rábano, suco de agrião, suco de rabanete, suco de aipo, suco de *vaccinium* (pequeno fruto comestível), tomados aos goles.
Na prisão de ventre crônica: suco de maçã, ameixas, suco (sem sal) de *Sauerkraut* [repolho fermentado]. O suco de espinheiro alvar (crataegus) economiza o **trabalho do coração**, mas cuidado (!) aqui se trata de um medicamento!
Nos problemas intestinais: suco de aloé-vera, suco de baga de mirtilo
Nos problemas pulmonares: suco de tomilho, mel de funcho

Sopas

Podemos tomar uma sopa por dia, desde que seja um caldo quente de legumes. No primeiro período de jejum um suco de legumes tomado às colheradas pode ser muito calmante. Em questão estão as sopas de batata, aipo, ervas ou tomate, que devem ser totalmente líquidas e não apresentarem traços de sal. Para tanto podemos temperá-las com quase todas as ervas.

Receita de sopa de legumes

1/2 kg de batatas, um talo de aipo, 4 a 5 cenouras, salsa fresca e cominho; cortar em tiras e cozinhar durante cerca de 15 minutos ou na panela de pressão (cerca de 5 minutos); amassar e temperar a gosto com especiarias (como nós-moscada, manjericão, manjerona, aneto). Passar no liquidificador.

O vício e as crises de abstinência

Incômodos da abstinência

No período inicial podem surgir dores de cabeça ou raramente leves dores nos membros. Sobretudo as pessoas que bebem café regularmente devem estar preparadas para isso. No dia que segue às cirurgias também ocorrem essas dores de cabeça, que se relacionam menos com a anestesia do que com a abstinência do café. Nesse caso ajuda beber bastante água ou chá de ervas para facilitar a desintoxicação do corpo. As dores de cabeça causadas pela retirada do café em geral desaparecem no curso de meio dia.

Continuar a desintoxicação tanto quanto possível apesar dos incômodos

Isso não depõe propriamente contra o café, que para muitos tornou-se não só uma ajuda decisiva para dar um bom impulso inicial ao dia, mas também parte da vitalidade. Mas durante o jejum temos de aprender a começar o dia de outra maneira. A vitalidade que um *cappucino* ou café expresso italiano transmitem certamente é difícil de substituir durante um jejum. Mas também precisamos de algo pelo que possamos nos alegrar depois...

Naturalmente, uma única xícara de café ou de *cappucino* acabaria imediatamente com a dor de cabeça da abstinência, mas é melhor ser conseqüente e continuar com a desintoxicação também nessa fase, mesmo que isso seja desagradável. Isso vale para qualquer forma de abstinência. A pessoa viciada em heroína terá um único desejo nessa sua abstinência incomparável: obter mais uma injeção que acabaria na hora com o seu sofrimento. No caso dela, todos concordariam que ela deve obrigatoriamente suportá-lo. Numa forma nitidamente suavizada, o mesmo também vale para a abstinência da nicotina, do álcool ou até mesmo da comida.

Em geral, mostrou-se que as crises de abstinência são incomparavelmente mais suaves durante o jejum, mesmo quando se trata de heroína. Desse ponto de vista, a psiquiatria pode facilitar bastante as coisas para si e para os pacientes. Mas na psiquiatria oficial o jejum nem sequer foi descoberto como assunto de discussão.

A abstinência sempre acarreta sofrimento, porque o corpo se acostumou ao veneno momentaneamente prazeroso. O jejum é uma oportunidade maravilhosamente eficaz de tornar as coisas mais fáceis também nesse sentido e para libertar-se do vício.

Outros passos para livrar-se do vício

O vício da nicotina e o segundo plano psicológico

Seja como for, precisamos ter a certeza de que a abstinência que surge no primeiro dia só pode ser um passo. Mais importante no caminho para a libertação definitiva é a reconquista da independência psíquica. Para isso é necessário descobrir, nos próprios mundos de imagens psíquicas, onde estão as motivações profundas para o comportamento vicioso e qual o comportamento mais significativo pelo qual elas podem ser substituídas.

Nada — a não ser uma psicoterapia — é mais apropriado para isso do que um período de jejum. Com relação aos problemas de peso e a dependência da nicotina, existem programas que se mostraram eficazes ao longo dos anos no *Heil-Kunde-Zentrum*.[16] Por exemplo, encontrar o padrão psíquico por trás da necessidade de fumar é muito importante. Quem "solta vapor" por meio dos cigarros, presumivelmente tem de elaborar um tema de agressão; quem, ao contrário, gosta de mantê-los na boca, os suga apaixonadamente e engorda muito quando desiste de fumar, precisa muito mais lidar com o âmbito da sensualidade.

As meditações orientadas em CD e os textos correspondentes facilitam descobrir o segundo plano psíquico e a encontrar as alternativas energéticas. A cura pelo jejum é apropriada de maneira especial para essa pequena psicoterapia por conta própria.

Proporcionalmente significativas

Em certas circunstâncias podemos descobrir que os meios proporcionais de prazer — um copo de bom vinho de vez em quando ou um café expresso — valem para evitar as pequenas crises de abstinência. Pois, no que se refere à disposição, tanto o vinho como o café apresentam vantagens. Quem nunca bebe álcool, na maioria das vezes tem mais problemas, sobretudo com a disposição subseqüente, do que as pessoas que podem saborear um copo de cerveja ou de vinho. No plano psíquico o problema dos abstinentes muitas vezes só pode ser comparado com o dos alcoólicos.

Reações da desintoxicação e da transformação

Mesmo que no jejum se trate essencialmente de desintoxicação e transformação, os respectivos efeitos colaterais no corpo e na alma são pouco agradáveis. O já mencionado mau hálito não é apreciado por ninguém. Ele é a conseqüência da arrumação no trato digestivo e intestinal e do fato de as coisas velhas e resistentes serem eliminadas. Isso produz os cheiros correspondentes. Dizendo de modo mais simples: o lixo cheira mal! Por isso é muito importante livrar-se dele. Em todos os cheiros desagradáveis que têm de ser controlados com as lavagens intestinais, pode ajudar o pensamento de que se trata exatamente de uma despedida das coisas que causam o odor.

Efeitos colaterais intensos no olfato

Bochechos

Naturalmente, podemos escovar os dentes com freqüência e fazer bochechos (por exemplo com uma solução de camomila ou arnica). Mais importante é estimular a limpeza do intestino com lavagens. A raspagem da eventual saburra da língua não é nociva, mas tem pouco sentido, visto que a língua é só o início do trato digestivo. Os muitos metros de mucosa intestinal não podem ser limpos dessa forma, apenas com as lavagens regulares.

Beber bastante

Cheiros fortes são uma ordem para beber ainda mais líquidos para dar ao organismo suficientes meios para a dissolução dos resíduos. Sobretudo quando o suor e a urina começarem a ter um cheiro forte, beber é o mandamento da hora. Em geral, durante o jejum a urina não deve ter cor.

Impurezas da pele

A pele como órgão de desintoxicação

No caso das reações na pele durante a desintoxicação, como a formação de espinhas, vale algo semelhante. A pele é o nosso maior órgão. Ela veste o nosso corpo inteiro por dentro (mucosa) e por fora e, assim, também é o seu limite. O corpo intoxicado então tenta romper esse limite para livrar-se dos seus resíduos.

Apesar disso, durante o jejum a pele é um dos mais "desajeitados" caminhos de desintoxicação. No caso de pele cheia de impurezas, espinhas e com mau cheiro de suor seria apropriado aliviar a pele e buscar outros caminhos de desintoxicação pelo intestino, pelo fígado e pelos rins. Além disso, podemos estimular o metabolismo da pele com escovação a seco ou fricções com um pano molhado, exercitando-se para recuperar pela transpiração o equilíbrio do oxigênio, entre outras coisas.

Escovar a pele a seco

Com uma escova dura, porém ainda suportável, podemos escovar-nos da cabeça até os pés. Como na ducha depois da sauna ou da massagem linfática, os movimentos sempre devem ser de fora para dentro, portanto da periferia do corpo para o coração. Dessa maneira a pele logo fica levemente vermelha, um sinal de melhor irrigação do sangue. A partir disso, atingimos diversos pontos de reflexologia também dos órgãos internos. A escovação nas costas pode ser mais agradável ainda se nós deixarmos que uma pessoa sensível nos escove.

Curar as doenças da pele com o jejum

A longo prazo, o jejum é um verdadeiro poço de juventude para a pele. Muita coisa essencial pode modificar-se com muitas curas pelo jejum: por exemplo, todos os problemas profundos da pele, como a pele escamosa ou a neurodermatite podem ser curados quando a respectiva missão psíquica também é elaborada. Muitas pessoas que jejuam também percebem que certo odor problemático do corpo desaparece. Quando os indianos dizem que o ser humano tem o cheiro da última fruta que comeu, isso só vale com relação ao alho para a maioria dos europeus. No decurso de freqüentes períodos de jejum, a transpiração do corpo se modifica de uma maneira comparavelmente agradável.

Fome

Beber

Quando a decisão consciente de fazer o jejum continua firme, na maioria das vezes a fome não é nenhum problema. Apesar disso, naturalmente pode haver sensações de fome no início do jejum. A resposta mais simples e, no sentido do jejum, a melhor é beber água, o que na maioria das vezes logo acalma o estômago. Certamente a água não é uma solução duradoura para um estômago vazio, mas logo podemos repetir a dose. Desse ponto de vista, não existe nenhum excesso, a não ser que existam graves problemas renais (por exemplo, pacientes que fazem hemodiálise).

Naturalmente, ficar bebendo água para eliminar a sensação de fome é uma espécie de logro para o estômago. Por assim dizer, ele é saciado com água, embora queira receber outra coisa. Mas com o tempo a água faz o seu efeito e a fome cede, para, afinal, desaparecer totalmente.

Quando a fome é mais profunda

Em casos especialmente obstinados de autêntica dor do jejum, na maioria das vezes trata-se de uma fome muito mais profunda de alimento imaterial, como talvez a fome de amor, que muitas vezes acompanha paralelamente a fome de viver. Na maioria das vezes, essas pessoas não têm conhecimento do que existe por trás dessas sensações e, assim, o drama é representado no palco do corpo no sentido de "*A Doença como Símbolo*". Como, em virtude do jejum a "solução" habitual, ou seja, a comida, não está disponível, de repente o tema torna-se insistente.

Nisso existe uma grande oportunidade. Essas sensações de fome podem ser usadas para entrarmos outra vez em contato com os próprios anseios. Em vez de controlar a fome apenas comendo e tornando-nos cada vez mais gordos conforme as circunstâncias, quando reconhecemos a fonte da sensação de fome ela pode dar à nossa vida um sentido mais profundo. O período do jejum é especialmente adequado para fazer essas experiências.

Desmascarar a fome de alimento como fome de vida

Anarcadium orientale D 12

Samuel Hahnemann

Uma outra possibilidade embora menos profunda de reagir à fome consiste em tomar de uma até três pílulas do remédio homeopático *Anarcadium orientale* D 12. Isso não corresponde afinal às bases da homeopatia clássica segundo Samuel Hahnemann, mas com justiça esse procedimento conquistou certa fama como uma assim chamada indicação eficaz. Como em geral acontece quando se trata da homeopatia, na ingestão do remédio só se trata da informação; portanto, tomar mais dessas pílulas não ajuda nada. Elas só fazem sentido no caso da dor do jejum, que dá a sensação de um punho apertando a boca do estômago que se contrai: essa dor é muito rara.

Apetite

Esse remédio não faz nenhum efeito sobre o apetite, que sempre estará presente, principalmente quando voltamos todos os nossos pensamentos nessa direção, o que não é recomendável. Apesar disso, é comum que na primeira cura pelo jejum grossos livros de culinária sejam escritos em pensamentos ou coleções completas de receitas sejam recozidas e os resultados às vezes saboreados mentalmente.

Goma de mascar — um bom substituto?

A tentativa de quase "mascar a seco" só é uma boa idéia à primeira vista, pois dessa maneira são estimulados os sucos digestivos. Mas, quando a nossa boca se enche de água, isso facilmente também acontece no estômago e no trato intestinal, e a sensação é de fome. Ao menos nos primeiros três dias de jejum, que ainda se destinam à adaptação, a goma de mascar é tabu.

Para os dias seguintes, é preciso pensar qual o tipo de goma de mascar que está em questão. As que contêm açúcar naturalmente são pouco apropriadas, as que contêm adoçantes como o aspartame, que já foi motivo de debates e se tornou suspeito de fazer mal à saúde, são proibidas por si mesmas.

Sal

Mesmo que recentemente o sal se tenha tornado com certa razão uma espécie de remédio da moda, ele não faz parte de modo nenhum do jejum. Para aumentar o agradável efeito de desapego causado pela eliminação dos líquidos dos tecidos, é importante renunciar totalmente a ele.

Durante o jejum devemos evitar o sal

Mas também podemos decidir usar apenas sal natural no futuro, o qual contém uma grande parte dos elementos necessários. Em geral, o mais usado é o NaCl puro, que se esconde atrás de nomes como sal de cozinha, sal de mesa ou sal de ervas e deve ser evitado, porque ele compromete o corpo, como muitos outros produtos refinados.

Em última análise, seria melhor usar o sal-gema rosado — conhecido entre nós como sal para o gado — do que o produto refinado oferecido nos estabelecimentos de gêneros alimentícios. Ainda existe bom sal-gema em muitas montanhas mais próximas do mundo; portanto, ele não precisa provir do Himalaia. O ouro branco dos Alpes é igualmente bom.

Mel

Uma colher de chá de mel por dia é permitida e, por assim dizer, torna o jejum mais suportável, ao menos no início. No entanto, a ênfase recai em "uma colher de chá" e o mel deve obrigatoriamente ser diluído no chá. Numa manobra rápida por meio de hábeis mudanças de rumo, os especialistas podem fixar de até três colheres de sopa num momento para uma colher de chá. Mas isso pode — assim como ao empurrar uma colher de chá de mel na boca — despertar sensações de fome e por meio delas a subseqüente reação da insulina de falta de açúcar e, com isso, gerar a fome canina e as sensações de crise.

O mel é menos importante do que se acreditou até agora

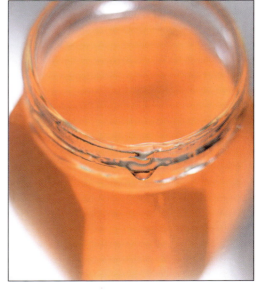

A quantidade de uma colher rasa de chá de mel mostrou-se eficaz e é agradável, mas não obrigatoriamente necessária como se pensava antes. Só recentemente os cientistas descobriram que o organismo também pode obter da gordura a glucose tão necessária ao cérebro. Antigamente, quando ainda se desconhecia esse processo de metabolismo, partia-se de que era obrigatoriamente necessário construir proteína muscular para abastecer o cérebro. Aí a colher de chá de mel tinha de servir de apoio. Essencialmente, não precisamos temer a falta de proteína e, com isso, a demolição muscular durante o jejum. Alguns médicos tradicionais temem até mesmo pelo músculo cardíaco; na realidade, nem ele nem qualquer outro músculo corre risco de demolição enquanto estiverem em uso. Por isso, os programas de exercício durante o período de jejum são tão importantes, pois solicitam os músculos e com isso também os estimulam. Alguns esportistas de resistência até mesmo tiveram grandes desempenhos durante o jejum, que não conseguiram mais repetir depois. Durante um jejum de quatro semanas, eu mesmo pude mostrar com o respectivo treinamento muscular, que de fato até mesmo uma reconstrução muscular perceptível é possível.

Hoje sabemos que durante o jejum o corpo pode obter glucose retirando-a das próprias reservas de gordura. Contudo, apesar disso é muito agradável manter o antigo hábito de ingerir a colher de mel diária durante o jejum. Além disso, essa pequena quantidade de mel facilita a eliminação de acidez pela urina, o que somente pode ser útil na situação do jejum.

(Auto)engano durante o jejum

Reconheça o auto-engano prematuramente

Desde o início é preciso ter certeza de que se tentamos enganar a alguém, é sempre a nós mesmos que enganamos — e isso não vale somente para a quantidade de mel. O problema é: na maioria das vezes só reconhecemos isso ao olhar para o passado, sendo que, no entanto, temos de viver olhando para o futuro. Desse ponto de vista, podemos aprender bastante para a vida com o período de jejum.

A limpeza do intestino

A limpeza do intestino é necessária

O organismo está acostumado a receber uma grande parte da sua energia do intestino. Além do oxigênio do ar, aí está a sua fonte de energia prioritária. Quando ela é detida durante o jejum, o organismo primeiro tenta buscar mais energia pelo caminho habitual. Isso significa que investirá tudo para extrair algumas calorias dos últimos restos de alimento. Esse é um dos motivos porque a última refeição deve consistir de frutas. Em todo caso ainda restam — e sobretudo na primeira cura de jejum — outros resíduos, com freqüência muito antigos, de fezes no intestino, que podem ser o motivo de uma espécie de auto-intoxicação.

Limpar o intestino e beber bastante líquidos é igualmente importante

É por isso que a limpeza do intestino é tão imprescindível quanto beber muita água. Essa limpeza só pode deixar de ser feita quando o organismo produz a evacuação por si mesmo. Com o número de curas pelo jejum pode acontecer de o corpo sintonizar-se tão bem com esse período de limpeza, que ele se torna ativo por conta própria e cuida da evacuação diária chegando até a diarréias. Naturalmente, nesse caso uma lavagem adicional é supérflua. Contudo, ela deve ser mantida no mínimo a cada dois dias, de preferência diariamente e até o último dia de jejum — independentemente da duração da cura. É surpreendente tudo o que pode sair na décima primeira lavagem mesmo depois de duas semanas e de dez lavagens.

Para as dores de cabeça, recomendamos — além de beber bastante água — fazer imediatamente uma lavagem para estimular a desintoxicação. A mudança a ser alcançada dessa maneira é conhecida na pediatria e comprovou ser surpreendentemente eficaz também para os adultos.

Argumentos contrários à lavagem

Desse ponto de vista, as aversões em geral têm causas psíquicas, que devem ser controladas no âmbito psíquico. Por exemplo, quando as mães tiveram uma experiência desagradável com uma lavagem pouco antes do parto, isso é quase automaticamente transposto para a situação do jejum. Nesse caso, muitas vezes já basta esclarecer que naquela ocasião a mulher estava tão cheia como nunca na sua vida e agora, provavelmente tão vazia como raras vezes. Já por esse motivo a lavagem de agora não deve ser comparada com a daquela ocasião.

Beber "a partir de baixo"

Finalmente — caso seja mais difícil beber água suficiente durante o jejum — a lavagem pode providenciar líquido suficiente "a partir de baixo". O corpo voluntariamente capta o que ele precisa mais urgentemente, também por esse caminho. Isso não é menos higiênico do que pelas vias normais.

Efeito colateral psicoterapêutico

A limpeza do intestino e os seus efeitos sobre a psique

Finalmente, à limpeza do intestino cabe uma função importante no sentido figurado; ele "cuida" da clarificação e da limpeza do mundo subterrâneo físico, o que, por analogia, apóia a revisão do inconsciente, estimulando o efeito psicoterápico colateral do período de jejum. O significado desse efeito é revelado na psicoterapia, quando tentamos em vão fazer terapia numa pessoa com prisão de ventre. Quem não consegue soltar no âmbito corporal, terá igualmente dificuldades no âmbito psíquico. Quem, ao contrário, "põe em movimento" o físico por meio de lavagens também se abrirá com mais facilidade no âmbito psíquico e liberará os conteúdos velhos, antiquados.

A hidroterapia do cólon

Apesar de muitos preconceitos contrários, a lavagem é o remédio mais fácil, protetor e o melhor laxativo. Uma forma eficaz é a hidroterapia do cólon, a assim chamada lavagem da Nasa, porque é com ela que os astronautas são limpos antes da partida. Com a ajuda desse aparelho técnico, o intestino é limpo com eficácia e podem-se observar os resíduos abandonarem o corpo pelos canos limpos de vidro. Contudo, é preciso dizer que a hidroterapia do cólon, assim como a lavagem, deve ser reservada para o jejum ou nos correspondentes sintomas de doenças. Se as usarmos regularmente, a longo prazo elas danificam a flora intestinal e tornam o intestino preguiçoso e dependente de ajuda externa.

Vantagens da lavagem

A superioridade da lavagem diante de outros procedimentos tem relação com a anatomia do intestino, sua função e suas eventuais perturbações. A causa de uma prisão de ventre na maioria das vezes é um tampão na saída do intestino.

A lavagem intestinal é o método ideal

E é então que se vê a vantagem da lavagem. Outros laxantes em geral agem de cima para baixo. Até mesmo os maiores "efeitos explosivos", como os alcançados pelos laxantes químicos e na-

Glauber

Assim como a lavagem, o sal de Glauber pode mostrar bons efeitos momentâneos em casos de dor de cabeça e, nesses casos, vale a pena fazer uma tentativa com ele. Ele está disponível em todas as farmácias. Dissolvendo-se 30 gramas em 1/2 litro de água quente e bebendo-se a mistura, dentro de 10 minutos o intestino entra em ebulição. Mas aqui também começam as desvantagens do método, pois esses movimentos intestinais atingem e irritam o trato digestivo em todo o seu comprimento. Quando essa efervescência se prolonga demais, pode-se obter alívio colocando-se uma bolsa de água quente sobre a barriga e deitando-se durante algum tempo na cama. Se nos lembrarmos que o sal de Glauber, ingerido com água quente, antigamente era usado como vomitório para crianças, tomamos consciência de outra desvantagem.

turais, mas também pelo sal de Glauber, têm pouca utilidade e até mesmo fazem mal, quando eles acontecem a muitos metros de distância do local em que está o problema.

Uma lavagem feita com água pura não pode danificar as paredes do intestino, mas ao contrário, possivelmente completa a falta de água no mesmo. Por isso não se deve acrescentar nenhum sal de Glauber a essa água, como tantas vezes se recomenda. Em princípio a recomendação está correta, se visamos unicamente à limpeza do intestino. Pois o sal de Glauber retém a água no intestino e impede assim o desaparecimento da água introduzida, que muitas pessoas consideram perturbador — exatamente aquele procedimento que aprendemos a valorizar como um beber retroativo.

Aqui está uma das desvantagens do assim chamado clister que muitas vezes é oferecido como alternativa. Não levando isso em conta, não existe nenhum motivo para usar preparados caros e instalações destinadas a uma única utilização, quando a lavagem é mais barata, protege (o meio ambiente) e seu efeito é melhor e mais profundo.

Limpeza do intestino

Laxantes naturais como o suco de maçã ou de ameixa diluídos com água subjetivamente parecem mais agradáveis, mas agravam todo o comprimento do intestino e não é raro que lesem a sua parede. Chás laxantes fazem isso em medida ainda maior. A diferença entre natural e químico é muito relativa nesse caso. Os remédios naturais como as folhas de capim alpino facilmente podem tornar-se uma tortura para a parede intestinal. O suco de *Sauerkraut* [repolho fermentado] está fora de cogitação durante o jejum devido ao seu conteúdo de sal.

Assim funciona a lavagem

Precisamos de um irrigador que pode ser encontrado em todas as farmácias. Este consiste num pote de plástico com uma mangueira de borracha acoplada e uma terminação com uma torneira que pode ser fechada. Na maioria das vezes temos a opção entre dois terminais ou peças para o ânus. Nesse caso devemos optar pelo maior e que por isso parece pouco simpático, e que em geral apresenta a forma de um falo muito fino. Sua vantagem: ele pode penetrar até transpor completamente o esfíncter e assim não ser empurrado outra vez para fora, o que é possível no caso do terminal mais fino. Essa peça terminal deve ser enroscada com firmeza ao restante do aparelho para que se tenha a garantia de que não se soltará no intestino reto.

Fazer tudo passo a passo

Em seguida, abre-se a torneira para testar se a água pode fluir bem. Enquanto isso fecha-se novamente a torneira, para que a mangueira de água não se encha de ar, que por fim teria de sair outra vez— pela via conhecida. Esfregue óleo de bebê ou sabonete na peça terminal, para que ela não apresente nenhuma resistência física.

O processo se torna mais fácil se o entendermos bem e praticarmos os movimentos uma vez. Por fim, enchemos o pote com água na temperatura do corpo. Teste a temperatura com o cotovelo, como as mães testam a água de banho do bebê. Então pendure o recipiente num suporte — de preferência no banheiro —

numa posição mais alta, para que quando se abra a torneira haja certa pressão com a descida da água. O gancho para pendurar a toalha presta-se bem para isso. Quem colocar simplesmente o recipiente no alto, pode contar com que ele caia se fizer um movimento desastrado. Agora, coloque-se de preferência sobre uma toalha na posição de joelhos e de cotovelos. Coloque o dedo indicador na peça terminal e procure com a sua ajuda uma saída, ou melhor, uma entrada. Se pensarmos na espessura das fezes que saem numa evacuação normal, introduzir no ânus a peça terminal relativamente fina não deve representar problema. Não é preciso segurar a mangueira em declive constante. Ela será suficientemente comprida para ficar um pouco pendurada de modo que a água no final até tenha de correr um pequeno trecho para cima. Decisivo para a pressão (hidrostática) é a diferença de nível entre a saída de água do recipiente e a entrada no intestino. É importante também fazer uma leve respiração abdominal para que o abdômen fique relaxado, e realmente possamos abrir-nos para a água que entra devagar.

Bolsa de água quente e tranqüilidade

Quando entrou de meio a um litro de água no intestino, a lavagem propriamente dita pode ser considerada um sucesso. Enquanto a água jorra, você precisa resistir à vontade de evacuar que já aparece. Depois de alguns minutos ela fica mais forte, e você pode ceder a ela. Não é necessário que a água volte pelo intestino delgado, mas isso também não faz mal. A verdadeira evacuação na maioria das vezes acontece com a segunda porção de água que sai. É perfeitamente compreensível que é preciso descansar algum tempo por perto do banheiro depois. Também nesse caso uma bolsa de água quente colocada sobre o baixo-ventre pode fazer muito bem; além disso, também fazem bem os pensamentos de desapego que acompanham o esvaziamento físico. Posteriormente, quando se adquire mais experiência com as lavagens intestinais, pode-se fazer delas um exercício da experiência meditativa do desapego.

Possíveis obstáculos à lavagem intestinal

Em essência, a lavagem intestinal é muito simples; é por isso que o grande número de pequenos impedimentos ilude!

Problemas técnicos
1. O recipiente da lavagem está pendurado baixo demais e há pressão de menos. Solução: pendurá-lo mais no alto.
2. A mangueira não dá passagem. Solução: "massageá-la" pelo tempo necessário, até ela permitir a passagem da água.
3. As aberturas da peça terminal ficam grudadas quando são untadas. Solução: enxaguar o sistema.
4. A torneira está entupida. Solução: trocar o aparelho na farmácia ou desmontar a torneira e engraxá-la com um lustrador de plásticos para polir móveis.

Problemas físicos
1. A peça terminal não foi introduzida em profundidade suficiente, de modo que um esfíncter forte possa segurá-lo. Solução: introduzir mais fundo.
2. A barriga está tão contraída que não abre espaço para a água. Solução: Fazer uma descontraída respiração abdominal e uma massagem suave.
3. Não se obtém resultado. Solução: alegre-se com o fato de ter "bebido por baixo", e repita o procedimento.
4. As hemorróidas atrapalham a entrada e, respectivamente, a saída. Solução: toque cuidadosamente os nódulos com o dedo indicador. A antiga terapia desse sintoma consistia em perfurar os nódulos. Portanto, não seria nenhuma catástrofe se isso acontecesse.
5. Hemorragia durante o procedimento. Solução: sangue vermelho na maioria das vezes não é problema, porque em geral provém das hemorróidas, que também podem ser internas. Em caso de dúvida procure um médico ou agente de cura.

Problemas psíquicos
1. A defesa contra o mundo subterrâneo, o escuro, a sombra é forte demais para a pessoa abrir-se nesse âmbito. Solução: se não der certo, use outro tipo de laxante, e reconcilie-se com a sua sombra.
2. A região do ânus e do intestino reto está tão onerada na direção da "sujeira", que é difícil lidar de modo descontraído com essa região. Solução: tome consciência da inter-relação entre corpo e alma e reconcilie-se com o reino psíquico da sombra.

20. O segundo dia

Quando a sintonização está correta e a mudança já ocorreu, começa a parte agradável e curativa do jejum. Seu efeito pode ser intensificado com medidas simples como a compressa para o fígado.

A compressa para o fígado

Menos exigente do que a limpeza do intestino a compressa para o fígado é muito saudável e agradável e ela pode ser feita a cada dois dias — por exemplo, alternando-a com a lavagem. A execução é simples, e os efeitos possíveis sobre a saúde chegam às raias de um milagre.

Órgão gasto

Numa época que se torna cada vez mais tóxica, o fígado é o órgão mais comprometido. Quando nos servimos de métodos sutis de diagnóstico como a eletroacupuntura, quase não encontramos um fígado intacto que se destaque pelos valores normais. A crescente poluição ambiental e também o aumento de toxinas no sentido figurado agem juntos e comprometem cada vez mais o fígado das pessoas civilizadas.

Fígado comprometido pelo meio ambiente

Melancólicos e coléricos

Nos tempos antigos, sabíamos que a disposição de viver dependia do fígado, de onde surgiram expressões como "melancólicos" e "coléricos". *Bile* é o fluido biliar produzido pelo fígado, que serve para a digestão da gordura. O melancólico de disposição triste tem relação com a bile negra, ao passo que os coléricos ou biliosos se destacam pelos seus modos impetuosos. Quem espuma de raiva ou perde a paciência sofre de um problema de agressão, ao passo que os outros ficam verdes de raiva, sendo que no caso alude-se à cor da bile. Na língua alemã, a disposição de vida também já pode ecoar na palavra *Leber* [fígado] que parece tão próxima da palavra *Leben* [vida]; na língua inglesa isso fica ainda mais claro, pois o fígado é definido pela palavra *liver* e o verbo "viver" é traduzido por *to live*.

Regeneração

A compressa para o fígado estimula a irrigação sangüínea e, com isso, estimula o metabolismo, o que durante o jejum é sustentado da melhor maneira por algumas xícaras de chá para o fígado. O fígado é um órgão com metabolismo muito ativo, o que se re-

Por que ficamos verdes de raiva?

vela pela sua temperatura um pouco mais elevada quando comparada com a do resto do corpo. Na época moderna ele tem mais do que o suficiente para fazer. Por sorte, é um órgão muito tolerante e capaz de regeneração e, apesar da quantidade de trabalho que lhe é solicitada durante o período de jejum, pode usá-lo de modo maravilhoso para a própria regeneração. Mais capaz de regeneração do que qualquer outro órgão, ele pode reconstituir-se totalmente no período de um ano — quase como o rabo de uma lagartixa, só que com muito mais perfeição — quando, por exemplo, uma metade é retirada numa cirurgia.

De modo igualmente positivo, o fígado reage a fases de regeneração como o jejum, que não o sobrecarrega com as suas medidas de desintoxicação, mas muito mais o estimula. Sempre torna a surpreender-nos como a melhora é rápida e como os índices desse trabalho ficam visíveis nos exames de laboratório da medicina tradicional. Só pelo fato de nos deitarmos, a irrigação sangüínea do fígado aumenta até 40 por cento, o que pode enfatizar o valor da compressa para o fígado mas também de qualquer tipo de sono da tarde.

O fígado como barômetro da disposição de espírito

Estagnação das emoções no fígado

No que diz respeito ao fígado como barômetro da disposição de espírito, a compressa para o fígado pode liberar emoções não vividas como talvez o luto, de modo que a pessoa implicada se sente melancólica durante e no final do procedimento. Mesmo que isso possa parecer desagradável à primeira vista, é muito melhor do que continuar reprimindo essas disposições de espírito e estagná-las no fígado. Tudo o que não foi vivido em algum momento tem de vir à tona; é por isso que o período de jejum é especialmente adequado para isso. Justamente no que se refere ao tema do luto, temos hoje um déficit enorme.

A compressa para o fígado e a viagem para o interior

Essencialmente, o período de descanso que atua durante a compressa para o fígado, também é ideal e muito apropriado para a regeneração generalizada e para mergulhar numa viagem para o interior por meio da meditação orientada. Uma compressa para o fígado feita com regularidade pode — por exemplo, unida com a meditação dirigida *Herz(ens)probleme*[17] [Problemas Cardíacos] — representar um alívio surpreendente para a hipertensão. E o jejum, que também abaixa a pressão arterial, é uma introdução ideal para essa forma de terapia simples para o fígado.

A circulação

Estimulação da circulação

Durante o jejum, a estimulação da circulação sangüínea sempre é compensadora, e para algumas pessoas isso vale especialmente para o segundo dia. É natural, pois o organismo ainda não está totalmente adaptado à primeira cura de jejum e oferece uma certa resistência. Caso ele até mesmo tentasse obrigar a interrupção da "ação de libertação do jejum", a circulação estaria em primeiro lugar. Podem ser atingidas especialmente aquelas mulheres, que em geral têm pressão arterial baixa e tecidos conjuntivos fracos. A reação pode ir de acessos de tontura ao se levantar até sensações de fraqueza, chegando aos vômitos.

O organismo resiste à primeira cura de jejum

Assim se faz uma compressa para o fígado

Pegue uma bolsa de água quente de borracha, encha-a até a boca com água fervente e aperte o polegar e o dedo indicador no meio da garrafa cheia, para tirar um pouco do excedente da água. Em seguida feche a tampa, de modo a ter certeza de que a garrafa não esteja totalmente cheia, mas não contenha ar, o que comprometeria o calor.

Pegue uma toalha, umedeça uma terça parte da mesma com água quente e coloque sobre ela a bolsa de água quente. Dobre as partes secas da toalha por cima para obter uma espécie de pacote, que está úmido de um lado e seco do outro. Então ele é colocado com a parte úmida sobre o fígado, que se localiza do lado direito acima da curva das costelas, portanto no lugar onde as pessoas pensam que estão os pulmões. O fígado só aparece inchado por baixo da curva das costelas na direção do baixo-ventre, quando, por exemplo, está muito sobrecarregado de álcool. Agora deite-se na cama com esse pacote e cubra-se com o cobertor. A compressa para o fígado pode ficar por bastante tempo, e não é raro que se adormeça durante o procedimento.

Em nenhuma hipótese se deve usar cobertor elétrico. Este só tem a função de amolecer o corpo e cuidar para que ele desaprenda a usar a própria energia para obter o calor necessário. Na verdade, durante o jejum o seu uso não tem nenhum sentido.

Há pessoas que não devem jejuar?

Certamente devido aos sintomas mencionados, alguns terapeutas facilmente excluem do jejum desde o início esse tipo de pessoas, na maioria das vezes mulheres. É pena, pois a longo prazo justamente essas pessoas poderiam aproveitar bastante o jejum, pois para elas o jejum significa uma arrancada terapêutica homeopática — que, correspondendo à essência da homeopatia — muitas vezes se inicia com uma piora. Uma circulação de todo modo já fraca, devido a uma redução da pressão sangüínea de cinco a dez pontos ocasionada pelo jejum, naturalmente será prejudicada de modo muito diferente de uma circulação forte, bem treinada. Os pacientes com pressão alta sentirão que essa queda é até mesmo positiva.

O jejum como um método propagado pela religião

Os médicos convencionais e os terapeutas, principalmente os do campo da medicina indiana, ayurvédica e chinesa, que desse modo excluem do jejum grandes partes principalmente da população feminina, colocam-se assim contra todos os grandes fundadores beneméritos. Pois tanto Cristo como Maomé e Buda recomendaram o jejum para todos os seus adeptos.

Se analisarmos também a constituição física como missão e oportunidade no sentido descrito em *A Doença como Símbolo*, então ela exige que especialmente essa situação corporal feminina se reconcilie com a própria feminilidade, que naturalmente também desempenha um papel nos homens. Assim, a situação de jejum pode tornar-se uma oportunidade de praticar a correspondente lentidão, suavidade e dedicação e desenvolver a coragem e a força interior de defender a própria fraqueza.

O treinamento da circulação cardíaca no equilíbrio do oxigênio

Durante o jejum, uma estimulação da circulação também é agradável para as pessoas de pressão sangüínea normal, visto que em todo caso ela cai um pouco. A sua forma mais simples é o movimento no assim chamado equilíbrio do oxigênio (é possível encontrar dados mais exatos em *Die Säulen der Gesundheit* [Os Pilares da Saúde]). Em poucas palavras, trata-se de nos movimentarmos continuamente, mas sempre de modo a obter ar suficiente através do nariz, independentemente se andamos, escalamos, nadamos, remamos, praticamos ciclismo ou andamos de *skate inline*. Todas essas formas de movimento — praticadas do modo correspondente — são muito apropriadas para estimular o metabolismo e com isso, a queima das gorduras e o treinamento do sistema circulatório do coração.

Massagem das orelhas

O iniciante do jejum com problemas sensíveis de circulação precisa de variantes mais suaves, como a forma suave da automassagem de ambas orelhas. Mesmo a pessoa com a circulação mais fraca ainda tem condições de "manusear as próprias orelhas" logo depois de acordar e ainda deitada na cama. Começamos a amassar os lóbulos das duas orelhas ao mesmo tempo até que elas pareçam despertas e quentes. Segundo a doutrina da reflexologia, os lóbulos correspondem à cabeça, com isso, a irrigação sangüínea de todo o corpo é estimulada junto com a do cérebro.

Zonas de reflexologia nas orelhas

A pessoa inteira está refletida mais uma vez na sua orelha. Quando fazemos uma massagem começando pelos lóbulos e subindo pela borda externa da orelha, a irrigação das costas e do âmbito da coluna é estimulada — começando com a vértebra cervical, passando pelas vértebras dorsais até chegar as vértebras lombares. Os dedos indicadores que massageiam acabam tocando os vales e abismos da paisagem do pavilhão auditivo; no âmbito superior atinge as zonas de reflexologia dos órgãos do tórax e no âmbito inferior da orelha, toca nos órgãos do ventre e do baixo-ventre. Depois dessa estimulação, que pode naturalmente ser repetida a qualquer hora e com a freqüência desejada durante o dia, ainda na cama pode acontecer a segunda ronda de estimulação da circulação cardíaca.

Alongar-se e espreguiçar-se como um gato pela manhã

Quem se estica prazerosamente pela manhã, como vemos os gatos fazerem depois de cada sono, sintoniza-se muito melhor com o seu corpo e, por meio dessa ginástica preguiçosa de alongamento, pode movimentar a sua circulação de modo simples.

Drenagem linfática por conta própria

Estimulação da circulação do coração

Para fazer esse exercício, sentamo-nos em posição confortável, o que possivelmente já deve ser fácil nos exercícios preparatórios, e com uma mão envolvemos a outra pela ponta dos dedos e os apertamos. A partir daí, "trabalhamos" subindo pelo braço, trecho por trecho, ao mudar sempre alternando, aumentando a pressão dos dedos e ao avançar soltando-a. Uma boa imagem interior é imaginar-se o sangue fluindo devagar na direção do coração. Finalmente, fazer o mesmo com o outro braço, depois as pernas, e por fim, podem ser "esmagados" a cabeça a partir do alto, a parte inferior das costas e o lado da frente do corpo.

Usos de Kneipp para reavivar a circulação cardíaca

As duchas alternadas, que devem necessariamente terminar com água fria, devem ser mencionadas aqui em primeiro lugar, mas também os banhos de calor ascendente, de água, de orvalho e o pisar na neve. É importante calçar as meias e os sapatos com os pés molhados e andar até os pés estarem agradavelmente quentes outra vez. Ou então, você se deita na cama molhado e fica ali até se aquecer.

Banhos de pés com calor ascendente

Também durante um período de jejum recomendamos os banhos dos pés.

Os banhos de pés com calor ascendente não só são apropriados para o treinamento da circulação cardíaca mas, sobretudo, são um treinamento dos vasos sangüíneos. Eles são conhecidos desde a antigüidade e também pertencem ao repertório da medicina popular. Eles recebem um valor especial quando incluímos as zonas de reflexologia dos pés.

Isso dá muito certo com o aparelho para a circulação de Schiele, uma banheira para os pés, que possui um fogão a lenha na parte de baixo, de modo a que o calor crescente aqueça e chegue aos pés. Realmente não há nenhum problema em esquentar a água de 35 até 37 graus na banheira da casa, mas para aquecê-la de 43 até 45 graus seriam necessárias grandes quantidades de água, que fariam um rombo nas economias. Além disso, quando o teor de água não aumenta como no aparelho da circulação isso é uma vantagem, porque então as veias são poupadas.

Possibilidades de estimular a circulação

- Reconhecer o tema da própria impotência
- Esticar-se e espreguiçar como um gato ou um cachorro pela manhã
- Massagem das orelhas
- Automassagem para uma drenagem linfática
- Banhos de pés com calor ascendente
- Ginástica com uma música de que se gosta
- Uso de Kneipp
- Movimento regular no equilíbrio do oxigênio

21. O terceiro dia

Em geral, o organismo já deve ter-se adaptado e pode iniciar-se o verdadeiro prazer do jejum. Mas também pode acontecer que esse terceiro dia se torne um dia de luta decisiva, quando exatamente as energias conservadas no interior se armam para boicotar o novo começo. Então podem unir-se sensações de fome e problemas circulatórios, dores de cabeça, náusea e fraqueza, para desequilibrar no último momento a decisão de fazer jejum. Os argumentos são: se você já se sente tão mal no terceiro dia, como se sentirá depois de uma semana? É melhor você parar imediatamente!

Superar os incômodos iniciais

Vença a luta contra o "porcalhão interior"

Toda pessoa que jejua naturalmente precisa buscar-se exatamente onde está, ou seja, onde o seu porcalhão interior em geral a deixou. É por isso que agora a melhor reação é certificar-se para onde o caminho trilhado até então o levou. Seja como for, houve motivos para a cura pelo jejum!

O segundo passo é fazer perguntas às pessoas que possam falar sobre as próprias experiências com o jejum. Sem dúvida, alguém com experiência é melhor do que alguém que não a tenha. Em geral, as pessoas relativamente sérias quase não falam sobre assuntos que não conhecem, e não darão nenhum conselho com respeito ao tema. Infelizmente, os médicos com freqüência acreditam que podem renunciar a esse tipo de reserva. Podemos ver repetidamente os médicos tradicionais, que não entendem patavina de homeopatia ou florais de Bach, falar sobre o assunto com o tom enfático da convicção.

Os médicos tradicionais e o jejum

Com o jejum infelizmente acontece algo semelhante. Um médico que fala sobre ele sem ter experiência pessoal, mesmo com a melhor boa vontade não pode ser um bom conselheiro. Ele deveria indicar ao paciente um terapeuta que tenha feito essas experiências e que tenha feito o acompanhamento de muitos pacientes durante o jejum. Um médico de família também não desaconselharia uma cirurgia no caso de um tumor no cérebro só porque não tem experiência nessa área, mas encaminharia o paciente a um neurocirurgião experiente.

O princípio da esperança

A resposta mais sensata resultante de milhares de experiências de jejum quanto a uma crise no terceiro dia de jejum é a seguinte: amanhã tudo parecerá diferente e é provável que haja mais esperança do que antes do jejum. A última convocação que é enviada numa matança de defesa, sempre tem um efeito especialmente dramático, e essa também é a intenção, pois depois dela o porcalhão interior nada mais tem a oferecer em termos de resistência. Mais depressa do que poderíamos imaginar, nessas fases, o corpo muda de lado e participa da arrumação, da limpeza de resíduos nocivos e da desintoxicação.

Como ativar o prazer de viver

Certa vez, Francisco de Assis chamou o corpo de "irmão burro", porque ele pode ser muito cabeçudo e permanecer obstinadamente nos caminhos que tomou. Mas tal como o burro, quando ele muda, ele se torna um aliado fiel, que usa a sua grande força e inteligência para tirar o melhor proveito da nova tendência. Dessa maneira, o corpo pode — jejuando — tornar-se novamente um objeto de prazer no sentido mais positivo. Quando criança, a maioria das pessoas sentia grande alegria com o seu corpo e as suas múltiplas capacidades. Quando o tecido torna-se tão limpo quanto era durante a infância e a agilidade tão fluente e fácil, pode instalar-se outra vez a antiga alegria e o correspondente prazer pela vida.

O significado dos sintomas durante o jejum

Os sintomas que surgem depois do terceiro dia de jejum não devem mais ser interpretados como resistência, mas devem ser testados segundo o conteúdo do seu significado descrito em *A Doença como Símbolo*. A longo prazo o jejum traz o organismo de volta ao seu centro. É por isso que, em última análise, pode anunciar-se tudo o que se oponha ao alcance do centro. Esse é igualmente o que acontece durante a verdadeira *meditação* e o *remédio* autêntico. Em latim, o "meio de cura" se chama *remedium*, o que nada mais significa do que "de volta ao centro". Quando — como se costumava fazer antes — se compreende o centro como símbolo da unidade, portanto como a derradeira realização, ela é o último objetivo do caminho humano. O jejum nos aproxima — como enfatizam todas as religiões — desse objetivo. Mas isso também significa que tudo o que ainda não está em ordem pode tornar-se e anunciar-se nesse caminho como uma missão.

É por isso que devemos agora levar a sério todos os sinais que anunciam a doença e descobrir a sua mensagem. Tudo o que até agora não deu certo na vida, desse ponto de vista, e deixou sinais nos tecidos, pode surgir mais uma vez de maneira nitidamente mais fraca. A elaboração acontece significativamente em dois âmbitos. O significado pode ser consultado da maneira mais simples em *A Doença como Símbolo*. Na primeira parte do livro encontram-se os significados dos órgãos e regiões, na segunda os sintomas específicos das doenças. Portanto, numa sinusite, uma inflamação das fossas nasais, na primeira parte devemos procurar em "nariz", depois em "fossas nasais" e, finalizando, na segunda parte sob "inflamação" e só depois sob "sinusite". Assim resulta um quadro mais abrangente da problemática e, além do órgão atingido, também o âmbito em que ela aparece.

Depois desse conhecimento intelectual, é necessário passar para o âmbito das imagens psíquicas e descobrir ali, de modo meditativo, o que o sintoma da alma quer dizer e que missão ele contém para a pessoa. Para isso, são muito apropriadas as meditações orientadas, que ela ainda tem de fazer.

A doença e o seu significado

As crises do jejum

As crises do jejum e o seu significado

De acordo com a natureza, existe um inter-relacionamento entre os sintomas e as crises do jejum. Da avaliação dos sintomas e do seu significado como oportunidade no caminho para a saúde resulta que as crises do jejum em geral trazem mais oportunidades do que perigos. Quando eles não ocorrem como resistência nos primeiros dias, eles devem ser levados a sério como possibilidade para o crescimento pessoal.

Como dominar as crises do jejum

Quem estiver metido numa situação em que o organismo usa justamente toda a sua energia para o saneamento de antigos locais problemáticos, na maioria das vezes não consegue extrair disso muita coisa positiva. Isso porque a carência de energia que se sente e a resultante fraqueza são em geral avaliadas de maneira negativa. Mas no fim do período de jejum pode-se sentir como essa experiência foi curativa e estimulante do desenvolvimento. Como esses trabalhos de revisão do organismo praticamente sempre são mais suaves do que eram os problemas originais que levaram ao local não esclarecido de recuperação, essas crises também são fáceis de superar — especialmente quando as reconhecemos e organizamos como oportunidades de recuperar a saúde e de amadurecimento pessoal.

A determinação pessoal revela-se na crise do jejum

Não é raro que a própria constituição leve a uma crise durante o jejum. Quando a disposição natural da pessoa que jejua é muito feminina, mas por exemplo a pessoa implicada reprime esse lado no trem das suas ambições de carreira, isso pode tornar-se um problema durante o jejum. Uma pressão arterial baixa, que é compensada nos respectivos programas competentes de boa forma e esforço, pode surgir outra vez durante o jejum. Quem recebeu do destino uma tendência feminina, mas diariamente sustenta a sua hombridade, só sentirá o lado reprimido com clareza naquelas características arquetipicamente femininas que têm uma má fama notória na sociedade de desempenho. A fraqueza é apenas um lado da medalha. A capacidade de entrega é o outro, desigualmente mais famosa.

22. A crise do sétimo dia

Assim como se conhece o danado sétimo ano do casamento e se teme o sétimo dia das férias, isso pode acontecer durante o jejum, como depois o 14º e o 21º dias. As pessoas acostumadas com o fenômeno da qualidade do tempo dizem que a explicação resulta da rotação da Lua, que a cada sete dias está em quadratura com o seu ponto de partida. Por assim dizer, estamos em quadratura com o ponto de partida da cura. Como sempre, também as pessoas que não dão nenhum valor a essas explicações "ocultas" podem passar pela crise do sétimo dia.

Quando já nos sentimos muito bem e estamos no melhor caminho, possivelmente o novo caminho será posto à prova mais uma vez no sétimo dia. Todos os problemas possíveis e que considerávamos superados há muito tempo podem cair outra vez sobre nós. A sensação é como se fôssemos ficar gripados, sentimo-nos cansados e abatidos, mas também derrotados e sem coragem. Além disso, muitas vezes o peso se mantém estável. Nesses momentos é importante não romper o jejum em nenhuma hipótese, mas suportar esse dia, fazer uma lavagem intestinal e beber muito líquido. O dia seguinte na maioria das vezes traz a compensação, e como a Fênix, que renasce das cinzas, deixamos o sofrimento para trás e nos sentimos como recém-nascidos. O peso diminui num salto, e nos sentimos totalmente mais leves do que antes da crise.

O lema é suportar!

As crises e a caixa do desgosto

- Estimular todos os tipos de excreção: a)beber ainda mais água, b) usar sal de Glauber, c) fazer lavagens
- Criar possibilidades de introversão e bastante paz
- Não se obrigar a nada, não tomar decisões
- Cuidar de obter calor e dedicação
- Fazer uma meditação sobre o tema da crise como talvez "As crises da vida como oportunidades de desenvolvimento"[18]
- Reservar um tempo para pensar ou meditar sobre a própria sombra
- Conforme o tipo — *excepcionalmente* tomar um copo de creme de leite, chá preto ou cerveja sem álcool ou acrescentar uma segunda colher de mel para melhorar o sabor de um chá de ervas

Atenção: Nunca interromper o jejum durante uma crise!

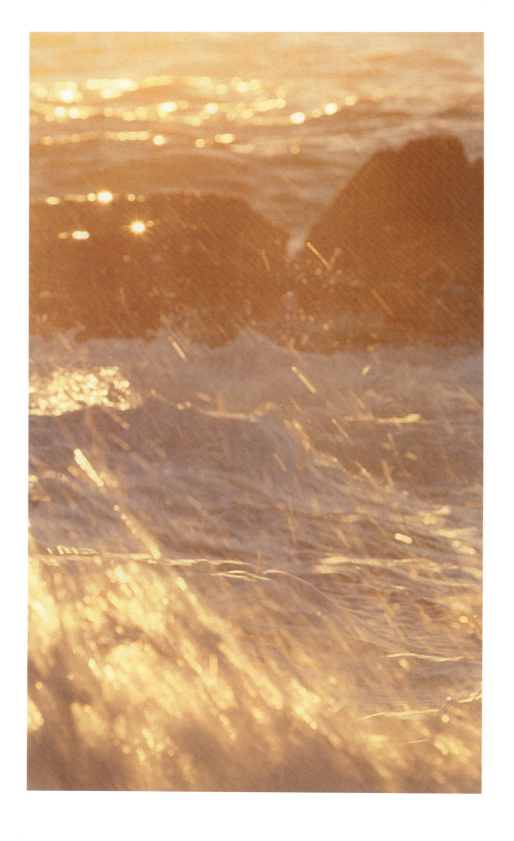

VI Depois do jejum — A nova vida começa

No início, a maioria das pessoas que jejuam acredita que deixa para trás a fase mais importante, o período em que não comeu nada. Mas isso não é verdade. Assim como a última maçã foi o começo do jejum, a primeira maçã é o ponto de partida para todo o tempo futuro e, portanto, é ainda mais importante.

Trata-se de um mal-entendido muito comum. Gostamos de acreditar que com períodos curtos de vida consciente podemos assumir a responsabilidade por toda a vida que resta. Muitas vezes ouço essas manifestações, quase engraçadas: "Ah, doutor, este ano prometo controlar-me e não engordar três quilos entre o Natal e o ano-novo". Então sempre tranqüilizo os pacientes com frases como: "Sabe, pouco importa o que você vai comer entre o Natal e o ano-novo... Mas se comer com mais consciência entre o Natal e o ano-novo eu ficarei muito contente!"

O período em que se come é muito mais longo e assim muito mais importante do que o do jejum. E, infelizmente, para muitas pessoas comer com consciência é muito mais difícil do que jejuar com consciência. Eu mesmo precisei de vários períodos de jejum até que o significado de uma recuperação ficasse verdadeiramente claro. Como o corpo precisa de tempo para adaptar-se à alimentação desacostumada, é preciso muita atenção.

Na maioria das vezes, comer com consciência é mais difícil do que jejuar com consciência

O tempo de recuperação representa o final do jejum e sempre consiste numa arte de realmente encerrar algo totalmente e, com isso, também de concluí-lo. É por isso que com a recuperação se inicia o período decisivo de uma cura pelo jejum. Numa limpeza doméstica geral, não é suficiente apenas desarrumar a casa e fazer uma faxina competente; no mínimo, é igualmente importante colocar tudo outra vez nos seus lugares. Ao fazermos isso podem surgir problemas, quando, por exemplo, o processo da limpeza ainda não está encerrado porque acumulou-se demasiada sujeira e ainda é necessário deixar tarefas em aberto para posteriores ações de limpeza.

Mantenha a leveza do jejum

Acontece exatamente o mesmo nos primeiros períodos de jejum. Então falamos do assim chamado efeito de recuo, que consiste em devolver os resíduos nocivos aos tecidos. Isso acontece assim que se começa a comer outra vez. Então a comida pode subitamente parecer pesada à pessoa que jejuou, e esta sente que as frutas são mais apropriadas à sua cura. Esse estado pode assemelhar-se ao da crise do sétimo dia e, assim como este, deve ser superado simplesmente pelo tempo e pelo conhecimento dessa possibilidade. Uma ajuda pode consistir primeiramente em lidar com a leveza perdida. Pois existem outros métodos além do jejum para convidar a leveza a entrar na sua vida. No livro *Die Leichtigkeit des Schwebens* [19] [A leveza da flutuação] reuni exercícios e meditações que se mostraram eficientes nos nossos seminários e terapia nas duas últimas décadas.

23. O primeiro dia de recuperação

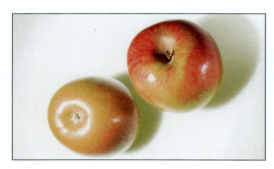

Romper o jejum é iniciar ao mesmo tempo o período de recuperação, que deve abranger a metade do período de jejum. Portanto, quem jejuou durante oito dias deve recuperar-se durante quatro. O verdadeiro rompimento do jejum acontece da melhor maneira com uma maçã ou uma pêra. Em geral, não precisamos enfatizar que essa fruta deve ser bem mastigada e saboreada com muita consciência. Quem fizer isso com a correspondente dedicação, logo se sentirá saciado, antes mesmo de terminar de comer toda a maçã. Por assim dizer, o dia do rompimento do jejum é o primeiro dia de recuperação.

Use o reflexo da saciedade como oportunidade

Aqui está uma boa oportunidade para aquelas pessoas que lutam contra os problemas de peso. Durante o jejum, o estômago encolhe ao seu tamanho original. Em vez da forma de uma bexiga de porco inchada, agora ele assume a forma de foice da lua e, dessa maneira, é pouco maior do que o duodeno. Ou seja, ele pode ficar rapidamente cheio e expressa isso com a típica sensação de saciedade. Quem respeitar essa sensação de saciedade no futuro e simplesmente não continuar comendo quando tomar consciência dela, pode dizer adeus aos seus problemas de peso. Na verdade, diante de um cardápio normal, já terá satisfeita um quarto da fome depois da entrada e da sopa, antes de o prato principal ser servido.

Respeite a sua sensação de saciedade

Em geral aprendemos a comer tudo, e o resultado na maioria das vezes é uma sensação de estar repleto. É assim que surge o estômago em forma de bexiga de porco, que hoje já se transformou num estado normal nos atlas de anatomia. O mesmo se dá com o peso: a medicina tradicional reconhece um peso ideal e um peso normal, o que confirma que entre nós o normal está longe de ser ideal e o ideal ainda não é normal.

O melhor momento para interromper o jejum

De preferência — segundo as nossas experiências — recomendamos tomar uma sopa de jejum um pouco espessa à noite e uma maçã ou pêra na manhã seguinte, para que o organismo tenha tempo suficiente para a digestão.

Para estômagos sensíveis, a maçã também pode ser cozida no vapor.

O café da manhã como interrupção do jejum

Afinal, deveria ser sempre como diz a expressão inglesa *breakfast* [romper o jejum] para "café da manhã". Quem propicia ao seu organismo no mínimo doze horas de tranqüilidade da noite até

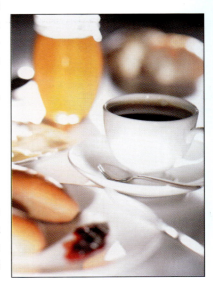

a manhã, sem comer nada, faz uma coisa muito sensata e tem um pequeno período de jejum diário que é mais do que favorável à sua saúde.

O ritmo ideal do jejum

Quem mantém esse período de jejum diário e além disso jejua duas vezes por ano durante uma e talvez até duas semanas, de preferência na primavera e no outono, cuida de si mesmo de maneira exemplar. De início é aconselhável fazer diferentes tentativas de jejum e, principalmente, do jejum propriamente dito do qual se fala aqui, talvez substituindo-o uma vez por uma dieta parcial com base em sopas de legumes. Depois de anos de experiência, não vamos mais desejar perder o jejum, porque olhando retrospectivamente, ele não nos custa tempo mas, ao contrário, poupa bastante tempo, eleva a qualidade de vida e — como vimos — até mesmo influencia a sua quantidade, visto que pode prolongar o lapso de tempo de vida.

A mastigação como um ritual

Para a maioria das pessoas, depois do jejum impõe-se a pergunta angustiosa: o que posso voltar a comer e quando? Muito mais importante é como comer. Quando isso dá certo, o que comer regula-se por si mesmo. Quem mastigar a comida por tanto tempo até ela se liquefazer no período de recuperação, pode — mas somente com essa condição — comer imediatamente todos os tipos de frutas e vegetais. Naturalmente, essa pessoa não deve comer cinco bananas, uma depois da outra, mas ela não fará isso se tiver de mastigá-las até ficarem líquidas, pois isso demoraria bastante tempo e representaria um grande esforço.

Não se deve subestimar a mastigação correta

Quem transforma a mastigação num ritual tem uma segunda oportunidade de proteger-se contra o comer demais. Com esse método, grandes quantidades levam muito tempo para ser ingeridas e, no verdadeiro sentido da palavra, assim aprendemos e experimentamos no próprio corpo que menos é mais, e entendemos que precisamos de muito menos alimentos do que em geral supomos. Por sua vez, com a quantidade menor de comida, podemos cuidar da sua alta qualidade.

De resto, mastigar faz sentido para aquelas pessoas que querem saborear seu alimento. Só podemos perceber o aroma e o sabor dos pratos enquanto eles estão na nossa frente, ou seja, durante a mastigação, quando a comida está na boca. O aroma chega até nós através do nariz, temos sensores do paladar no céu da boca e na língua, mas não na garganta. Ao engolir, portanto, não temos nenhuma percepção do gosto dos alimentos. Quem realmente quer saborear deve mastigar para que os alimentos tenham um amplo contato com os seus órgãos do paladar. Como o termo alemão deixa claro, uma refeição *Mahlzeit* [tempo para moer] exige uma boa mastigação e tempo.

Aroma e sabor

Como a digestão começa com a mastigação, não é exagerado dedicar-lhe atenção e cuidado. Realmente muitos problemas digestivos podem ser resolvidos pelo simples fato de mastigarmos corretamente. Infelizmente, esse conselho parece ser simples demais e visivelmente é barato demais, para que muitas pessoas o acatem e recuperem a saúde dessa maneira. Mas quem aceitá-lo não precisa mais passar por maus bocados, o que é agradável de todos os pontos de vista.

A ingestão de água e o sal

Durante todo o tempo da recuperação, continua sendo importante continuar tomando um mínimo de dois litros de água por dia e renunciar amplamente ao sal. Quem comete erros relativos ao sal, arrisca-se a engordar até um quilo e meio dentro de um dia, simplesmente porque também aos solavancos as células se enchem novamente com a água, que é outra vez fortemente retida pelo sal. A sensação física que acompanha o fato é tão ruim (porque de um golpe nos sentimos outra vez inchados e supercheios) que nesse ponto corremos o risco de todo o programa de jejum fracassar segundo o lema: se em algumas horas já engordei tanto outra vez e me sinto tão mal, de todo modo então tudo é em vão! Além disso, quem tem um problema de fome psicológica e começa a comer infundadamente, pode arruinar amplamente a curto prazo todo o sucesso do jejum.

A evacuação com o intestino afetado pela civilização

Também temos de prestar atenção à evacuação durante todo o período de recuperação. Pode bem ser que o organismo tenha reconhecido os sinais do novo tempo e por si mesmo se ponha logo novamente em movimento. Mas também é possível que um intestino — como um típico intestino afetado pela civilização — que antes só podia excretar algo quando alguma coisa era empurrada goela abaixo, espere até estar outra vez tão cheio como de costume e por isso não produza fezes durante alguns dias. Isso não é nenhuma catástrofe, mas é uma pena, porque leva outra vez àquela situação em que o intestino cheio como uma lingüiça torna-se um incômodo e dificulta a vida.

O típico intestino afetado pela civilização

Aqui temos um truque simples. Fazemos uma lavagem — desta vez muito rápida — com água tépida. Em geral esse estímulo basta para gerar o movimento intestinal e começar o processo normal de evacuação. Naturalmente, o intestino digere simplesmente o que comemos, independentemente do seu estado de plenitude.

24. O segundo dia de recuperação

O que se pode comer e a partir de quando?

Espere pela verdadeira fome

Em primeiro lugar, neste caso, temos de pensar no quando. Em geral, só devemos comer quando realmente temos fome — por nenhum outro motivo. Mas quando comemos demais uma vez e ultrapassamos o reflexo de saciedade, há uma segunda oportunidade: esperar até que surja outra vez uma fome verdadeira. Quem exagerou à noite ultrapassando as medidas, não terá fome pela manhã. Portanto, desaparece todo motivo para tomar o café da manhã.

Se essa pessoa vier a sentir fome à tarde, pode romper suave e conscientemente o jejum e voltar ao reino dos prazeres da comida e ter boas chances de o seu estômago não continuar levando a sério os impulsos de comer e manter o seu sistema de alarme precoce da saciedade em ordem.

Frutas, legumes, saladas

Passemos então às indicações concretas. Além de frutas e legumes, desde o início podem-se comer saladas, inclusive com todos os temperos possíveis, menos sal. A marinada pode ser feita à base de iogurte no segundo dia de recuperação. Um pouco de azeite bom já é adequado. Com relação à gordura e à proteína, deve-se prestar atenção para não agir aleatoriamente nesse caso. Por exemplo, gordura frita deve ser evitada durante todo o período de recuperação.

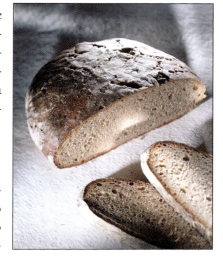

Hidrocarbonatos, pão

Os hidrocarbonatos e também os cereais já podem ser ingeridos com moderação no segundo dia, desde que não sejam salgados. Existe pão totalmente sem sal, o pão sírio, que é permitido desde o início, embora o seu paladar não agrade a todos. Pão sueco com pouco sal pode ser ingerido desde o segundo dia e é considerado saboroso.

Proteína

Recomenda-se tomar cuidado com as proteínas e diferenciar entre os diferentes tipos. A proteína vegetal, talvez na forma de soja ou legumes como feijão, lentilha, etc. já pode ser ingerida a partir do segundo dia de recuperação. A proteína animal pode ser ingerida antes e já no segundo dia na forma de laticínios, como iogurte e requeijão (ricota, queijo branco), mas não diretamente como leite, o que para a maioria dos adultos já é problemático, porque eles já não dispõem da enzima necessária para a digestão do leite. Ele deve ser evitado durante o período de recuperação.

Peixe e carne são tabus

Proteína na forma de peixe e carne não cabem no período de recuperação, pois logo podemos reconhecer que é inútil mastigar a ambos pelo tempo necessário para que se tornem líquidos — no máximo, eles tornam-se fibrosos. Depois de uma semana podemos começar a comer peixe.

Receitas para o período de recuperação

O que segue são apenas sugestões que podem fazer sentido depois do primeiro jejum, mas das quais também devemos nos livrar outra vez.

Receita para o período de recuperação

Primeiro dia

1 maçã madura, que também pode ser cozida no vapor para estômagos sensíveis. No caso de aversão à maçã naturalmente também serve comer uma pêra. E bastante chá de ervas, que pode ser adoçado à vontade com mel. Água e também sucos podem ser ingeridos à vontade.

Segundo dia

Manhã: salada de frutas com um pouco de cereais, chás, sucos, frutas a gosto; um pão sueco com um pouco de manteiga e mel.

Almoço: requeijão dietético ou iogurte com acréscimo de ervas, frutas ou mel. Alimentos crus (caso sejam saudáveis) como cenoura ralada com purê de batata, arroz natural ou requeijão.

Jantar: sopa de batata com legumes frescos e ervas e qualquer quantidade de temperos, mas sem sal.

Terceiro dia

Manhã: Cereais ou pão sueco com manteiga e mel, frutas à vontade, sucos, chás.

Almoço: Uma travessa grande de salada fresca, alimentos crus com batatas cozidas com a casca, legumes à vontade.

Jantar: Pães com tomates, pepinos, rabanetes, rábanos, etc.

Quarto dia

Manhã: Cereais de Bircher, pão sueco, mel, cereais, frutas à escolha.

Almoço: Batatas cozidas com a casca com requeijão de ervas, alimentos crus, saladas.

Jantar: pães à escolha, requeijão preparado, requeijão industrial, ovo quente mole, etc.

Nos dias seguintes à recuperação a peculiaridade é principalmente a atenção, beber água suficiente e a lida consciente com o próprio corpo.

25. A comida depois do jejum

Ideologias da alimentação

Com relação à comida, existem tantas ideologias que é realmente difícil dar aqui conselhos generalizados aceitáveis. Segundo as minhas experiências, em nenhum lugar, nem mesmo na política discutiu-se tanto como entre os apóstolos da alimentação. Os vegans são contra os vegetarianos, os apreciadores de alimentos crus gostam de comer tudo cru, mas naturalmente nenhuma carne, o que por sua vez é valorizado justamente pelos adeptos da terapia dos instintos. Enquanto os vigilantes do peso têm principalmente o próprio peso na mira, os adeptos da alimentação integral argumentam com a própria saúde e os vegetarianos com a saúde dos animais e muitos até mesmo com a saúde do planeta. Os fãs dos grupos sangüíneos não conseguem compreender os macrobióticos, e estes só aceitam o próprio regime de alimentação, que é severo além de todas as medidas.

Vegans ou vegetarianos?

Alimentação segundo o tipo

Nesse caos, quero nomear algumas regras básicas — e, como espero — esclarecedoras. Como somos seres humanos, devemos entrar num acordo e nos alimentarmos também como tais. A expressão científica que nos define é *homo sapiens sapiens*. Esse duplo "sábio" ou "conhecedor" pode ser entendido como uma exigência. Portanto, há milhares de anos o *homo sapiens* tem uma determinada dentição e um intestino correspondente. Ambos o apontam como um onívoro — esse fato deve irritar os vegetarianos, mas ele não pode ser modificado.

Por outro lado, talvez os carnívoros tenham se alegrado cedo demais, pois se quiséssemos classificar as pessoas com base na sua dentição, em que predominam os dentes defensivos, e com base no comprimento do seu intestino, entre os vegetarianos puros como as vacas e os carnívoros como os leões, constataremos que, quanto à alimentação, o homem está mais próximo da vaca do que das feras. Os dentes são embotados, como os molares, o que significa o mesmo que "dentes moinho" (em latim *mola* = "moinho").

Moinhos (dentes) querem moer. Como se sabe, até os moinhos de Deus moem devagar. Portanto, devemos fazer as refeições com calma e não devorar o alimento vorazmente como as feras.

Paralelos entre alimentação e estilo de vida

Caçadores e colecionadores

O estilo moderno de alimentação que tende cada vez mais para o das feras, pode ser uma indicação de que o ser humano se porta cada vez mais como uma fera nesta Terra. A evolução do colecionador e do pastor para caçador, corresponde à relação do semelhante com a incumbência de amar ao próximo com aquela dos propagandistas do capitalismo das feras, que transforma a organização num campo de batalha.

Menos peixe e carne é mais compatível com o ser humano

O nosso intestino também aponta na direção do onívoro com forte domínio vegetariano e se equipara amplamente ao de um porco. Ele tem alguns metros de comprimento, mas não é tão longo como o da vaca; e por outro lado, é mais longo que o do leão. Disso resulta que, na composição da nossa alimentação — embora inequivocamente onívora — devemos comer pouco peixe e carne se quisermos viver de modo correto. Com uma ou no máximo duas refeições com peixe, ou carne, por semana estaremos certos. O que a maioria das pessoas civilizadas modernas come hoje provoca uma verdadeira engorda de proteínas. Também

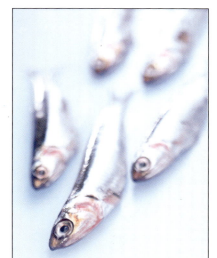

o fato de os gurus da boa forma nos impingirem a proteína como algo magnífico, pode modificar pouco o fato de o europeu médio ingerir demasiada proteína com suas numerosas refeições de carne.

Antigamente, quando a carne era limitada ao assado de domingo, estávamos agindo corretamente. Hoje, ao contrário, podemos nos conceder carne todos os dias, o que é totalmente contrário ao nosso tipo de alimentação, e pagamos por isso com muito sofrimento e dinheiro. Na época da antiga República Federal da Alemanha, os custos com a alimentação falha dos alemães eram apresentados no noticiário como um gasto de mais de 50 bilhões de Euros!

O segundo ponto melindroso diz respeito à gordura, que também ingerimos em quantidade excessiva. Uma alimentação sensata, equilibrada deve — segundo a opinião unânime da maioria dos fisiólogos da alimentação — ter uma base de hidrocarbonato, que fornece 60 por cento das calorias. Vinte por cento da quantidade de calorias deve consistir exclusivamente de proteína e da mesma quantidade de gordura. A realidade deprimente parece ser outra. Os suíços e austríacos ingerem mais de 50 por cento de suas calorias na forma de gordura, os alemães ainda consomem pouco menos que 50 por cento. Os austríacos devem isso à cozinha saborosa e excessivamente gordurosa, os suíços aos atraentes laticínios dos queijos às trufas etc. Os alemães tiram a sua parte de gordura principalmente dos molhos gordurosos e dos doces.

O homem e o porco

A razão desse desequilíbrio pode estar no fato de que antigamente culpávamos especialmente os hidrocarbonatos por fazer engordar. Aconselhava-se colocar bastante cobertura mesmo nos pães muito finos. Hoje sabemos que isso consiste num erro. Ao contrário dos porcos, para os quais vale o argumento dos hidrocarbonatos, os homens ficam gordos sobretudo por causa da gordura. Afinal é agradável reconhecer que certos processos do metabolismo nos diferenciam dos porcos. Agora só precisamos ver as conseqüências disso.

Gordo devido à gordura

Porcos-do-mato como mestres da alimentação

Por outro lado, podemos aprender bastante com os porcos-do-mato. Eles escolhem uma comida à base de hidrocarbonato e, principalmente, farejam tudo antes de ingerir. Se os seguíssemos quanto a isso e antes de levar algo à boca o cheirássemos, poderíamos poupar-nos de muitos aborrecimentos. Não teríamos mais de entrar em muitos restaurantes e supermercados.

Excesso de acidez

Coma bastante frutas e legumes!

Resumindo, podemos dizer: a maioria das pessoas em primeiro lugar deve organizar a divisão da sua alimentação, aumentar drasticamente a parte de hidrocarbonatos e, para tanto, reduzir a de proteínas e gorduras. Quando isso dá certo, automaticamente um outro ponto fica em ordem, o do excesso de acidez devido à alimentação incorreta. A proteína consiste em aminoácidos. A gordura consiste em ácidos graxos. Os hidrocarbonatos são construídos sobre açúcar. Quem eleva os seus hidrocarbonatos até os harmônicos 60 por cento e come bastante frutas e legumes trilha um caminho seguro no que se refere à situação de acidez. Hoje em dia, precisamos de muitas frutas e verduras frescas para obtermos suficiente vitamina, logo reduzindo ao mesmo tempo o fluxo de acidez.

Esta é a aparência de uma pirâmide alimentar

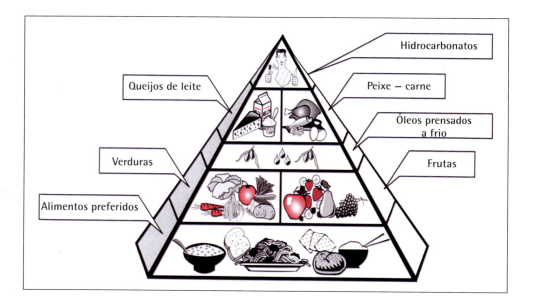

Quase não existem — além de chicória e couve-flor — legumes que provocam acidez; o mesmo vale para as frutas maduras. Além disso, quem evita açúcar refinado como o existente nos doces, nada tem a temer no que diz respeito à acidez. Em todo caso, a hiperacidez também é psicossomática — o índice de acidez no nosso organismo depende essencialmente da nossa atitude e disposição de espírito.

Integral ou semi-integral?

Ao que parece, 80 por cento dos alemães gostaria de alimentar-se com alimentos integrais conforme os critérios da cultura biológico-dinâmica; nem mesmo 4 por cento o fazem: a atual ministra sonha com 8 por cento.

O problema do adubo artificial

Infelizmente, há pesquisas que comprovam que os métodos da nossa agricultura moderna produzem produtos cada vez menos saudáveis devido aos adubos artificiais. É fácil constatar isso quando analisamos o desenvolvimento. Justus von Liebig, o descobridor do adubo artificial quis solucionar o problema da fome do mundo dessa maneira. A idéia dele era venal: acrescenta-se ao solo da lavoura os principais componentes da alimentação, de tal maneira que se possa tirar mais colheitas dele. Isso também deu certo. Enquanto antes na Alemanha era necessário trabalhar três campos com frutas alternadas para que o solo não ficasse esgotado, hoje podemos fazer duas colheitas por ano.

Agricultura

Naquela época, plantavam-se batatas durante um ano e no ano subseqüente uma fruta, que era coberta de terra e se destinava unicamente à regeneração do solo. No terceiro ano a terra ficava inculta, descansando. No quarto ano então, trocava-se de fruta para não sobrecarregar novamente o solo; da mesma maneira, por exemplo, plantava-se centeio. Assim, a agricultura produzia o mesmo fruto no mínimo a cada sete anos. Hoje, por meio do adubo artificial, tudo é muito mais simples. O solo recebe no adubo artificial os componentes principais das frutas silvestres que lhe faltam, como nitrogênio, potássio e fósforo. Infelizmente, não podemos acrescentar artificialmente os milhares de oligoelementos, vitaminas e minerais mais raros, motivo pelo qual nossos solos estão se tornando mais pobres.

Suplementos alimentares

Portanto, quem quer ingerir tudo o que o seu corpo precisa, na verdade tem apenas a opção de lançar mão dos produtos integrais, que são os que mais podem proporcionar satisfação. Mesmo isso é mais difícil e faremos bem em optar por mais frutas e verduras frescas.

O sentido e o objetivo dos suplementos alimentares

A esperança de alcançar o objetivo usando os suplementos alimentares cada vez mais populares é muito enganosa, pois: 1. A maioria das pessoas não sabe exatamente o que lhes falta. 2. Nós não sabemos como os remédios artificiais ingeridos se influenciam reciprocamente e qual o seu efeito no corpo. Até agora não há um estudo profundo que possa comprovar o valor dos suplementos alimentares; mas existem alguns estudos que documentam a sua nocividade.

De resto, naturalmente é grotesco empobrecer a alimentação no essencial por motivos de redução de custos e deixá-la degenerar-se até o nível de carência, para então acrescentar-lhe outra vez, a preços excessivamente altos, o que economizamos antes...

Problemas de peso e alimentação integral

Além dos motivos de saúde, que decidem a favor dos produtos integrais, as pessoas que têm problemas de peso devem observar outro ponto importante. Durante milhões de anos, o nosso organismo aprendeu sensatamente a produzir a sensação de fome enquanto ainda lhe faltar algo importante para a vida. Esse programa totalmente sensato de manutenção da vida hoje transformou-se num bumerangue. É inteiramente possível que alguém tenha ingerido 10.000 calorias, mas de fato nenhum alimento verdadeiro, e sim, alimentação barata que quase não contém o que o corpo precisa para viver. O organismo, que já recebeu muito mais calorias do que as que lhe fariam bem, continua a transmitir sinais de fome, pois ainda lhe faltam muitos oligoelementos essenciais. Essas pessoas estão constantemente com fome, e assim que a sensação de plenitude causada pela última refeição cessa, ficam novamente famintas. Desse modo, a esperança de o organismo conseguir um pouco de selênio ou de cobre é eternamente frustrada diante da alimentação inferior.

Enfim, tudo isso é relativamente banal: o organismo só fica saciado quando ele recebe tudo de que precisa! Mas para dar-lhe isso precisamos dos alimentos integrais.

Com isso, fica claro o lema para as pessoas que têm problemas de peso: elas só devem comer alimentos integrais, todos os outros com relativa certeza só aumentarão o seu problema. Alimentos baratos de má qualidade em geral devem ser contemplados como um programa para a obesidade coletiva da população. Os norte-americanos nos advertem há décadas a respeito dos resultados disso.

Valores integrais da gordura

Hoje não temos problemas — ao menos na Europa central — para conseguir suficiente gordura integral. Por exemplo, ideal é o azeite de oliva prensado a frio com a designação "extravirgem". Ele contém uma ampla variedade de ácidos gordurosos e o seu sabor é excelente. Ele não tem de provir obrigatoriamente da região Toscana, mas também pode vir da Grécia (Kalamata), Espanha ou Tunísia.

Teor de acidez das gorduras saturadas e insaturadas

Hoje estamos numa situação discrepante. Devido ao fato de sabermos como o ácidos gordurosos insaturados são importantes, e também que são mais difíceis de obter do que os saturados, desenvolveu-se no cenário da vida saudável a tendência que só permite os óleos insaturados. Mas isso é contraproducente; para muitos apóstolos da saúde, faltam hoje na sua alimentação os ácidos gordurosos saturados. Como um ser onívoro, o homem precisa de uma alimentação equilibrada e os óleos saturados têm a sua importância.

Quem já viu como se obtém os óleos refinados, com certeza nunca mais cairá nessa armadilha, mesmo que no final sejam muito coloridos e tenham o acréscimo de aromatizantes, e externamente pareçam estar em ordem.

Proteína integral

É fácil obtê-la da base vegetal — pelo menos nos países de língua alemã. A proteína animal de boa qualidade também aparece nos nossos mercados na forma de lacticínios de origem orgânica. Existe dificuldade somente no caso da carne. O principal problema é sobretudo a contaminação da carne com hormônios e antibióticos, que intencionalmente e com pensamentos criminosos em segundo plano chegam à ração dos animais a fim de aumentar os rendimentos. O pior é que os animais são submetidos a um enorme *stress* no transporte utilizado e principalmente na matança em massa, quando o seu sistema é totalmente inundado pelos hormônios do *stress* quando finalmente chega a hora da sua morte.

A única saída seria o abate na fazenda, que nos últimos tempos é questionada pelos Estados Unidos juntamente com toda a fartura existente, ou a volta aos pequenos matadouros descentralizados, que não são a tendência das massas. Quanto à caça, na qual por assim dizer se mata à vontade, esse problema não existe; no caso da biocarne, ao contrário, esse pode ser exatamente o problema.

Alimentação adequada ao tipo físico

Café da manhã, almoço e jantar

Nenhuma pessoa é igual a outra, por isso todas as recomendações de receitas sempre estão erradas. O ditado "Tome um café da manhã como um imperador, almoce como um burguês e jante como um mendigo" fez mal a muitas pessoas, que pela manhã enfiavam goela abaixo mais alimentos do que lhes faziam bem, e então, à noite, se excediam para satisfazer seu apetite, tornando-se obesas.

Certamente essas pessoas ficaram aliviadas quando foi publicado o livro *Fit for Life* [Em forma para a vida] que pregava o contrário, justamente não comer nada pela manhã ou somente algumas frutas. Sob esse conceito, no entanto, sofrem aqueles para os quais o primeiro ditado era exatamente correto. Em última análise, a medicina sempre está errada ao aplicar a todos a mesma medida, porque as pessoas são muito singulares. Nada está sempre certo, mas quase nada está sempre errado. Até mesmo um relógio parado está certo duas vezes por dia.

Enquanto na Europa central — certamente com base nas freqüentes situações de carência — nós somos orientados totalmente para a quantidade e a contagem de calorias e já temos problemas com a qualidade, os antigos chineses deram um grande passo adiante. Eles analisaram o efeito de cada alimento isolado no organismo humano e tiraram disso as suas conclusões.

Qualidade ou quantidade?

Enquanto isso, controlamos o nosso tema predileto, a quantidade: entre nós nenhuma pessoa precisa mais passar fome. Para tanto, — como já mencionamos — nós criamos um gritante problema de qualidade. Os grandes mestres da alimentação como Are Waerland, Bircher-Benner, Kollath ou também Bruker diagnosticaram com razão uma carência na abundância.

Os alimentos têm um efeito térmico

Mesmo se resolvermos em breve esse problema do alimento integral, os antigos chineses ainda estarão bastante à nossa frente. Enquanto nós sempre perguntamos o que os gêneros alimentícios contêm, eles preferem indagar o que resta deles no corpo, depois. Assim acontece de os alimentos crus, por exemplo, serem louvados como a mais saudável maneira de nos alimentarmos, porque são os que contêm mais vitaminas, ao passo que a doutrina chinesa da alimentação os recusam como impróprios para a saúde, visto que têm ação refrescante e são de difícil digestão.

Quando aceitamos que existe um efeito térmico da alimentação, as vendas nos caem dos olhos e de repente podemos entender várias coisas que estavam obscuras até o momento. Por exemplo, fica claro que pessoas que vivem de modo muito consciente e saudável não são exatamente vitais. Logo reconhecemos que até mesmo a maioria dos apóstolos da alimentação está num estado vergonhoso; basta nos aproximarmos desse cenário. Segundo a concepção chinesa, não existe nenhum alimento saudável em si mesmo, pois o que é tão certo como ouro para uma pessoa, pode ser fundamentalmente errado para outra. Para mim ficou imediatamente claro, depois de conhecer a opinião chinesa, por que tantas mulheres conscientes da saúde se sentem tão destituídas de energia. Se analisarmos o estado da alimentação normal, chama a nossa atenção o quanto agimos erroneamente da perspectiva chinesa.

Justamente entre pessoas que se alimentam de modo consciente estão muitas mulheres com pressão arterial baixa e fraqueza nos tecidos, que tendem a sentir frio por causa da sua constituição física. Provavelmente, não são poucas as que se interessam pela questão alimentar e isso provém da sensação de terem uma carência de energia. Do ponto de vista psíquico, essas mulheres são tipicamente introvertidas. Isso significa, por exemplo, que elas também não dizem nada, mesmo quando conhecem alguma coisa com exatidão. Quando essas mulheres, que custam a engrenar pela manhã, que sentem frio em todas as ocasiões e que, depois de vinte minutos na sauna no patamar mais alto, só mostram algumas gotas decorativas de suor na testa, e ainda comem

Falta de energia na mulher

granola no café da manhã, que em essência se compõe de salada de frutas, bebem chá de hortelã para acompanhar, comem saladas cruas no almoço e à noite um prato de salada com cobertura de iogurte, elas abaixam ainda mais a temperatura do corpo depois de cada refeição. E apesar de a sua alimentação em geral ser considerada saudável, elas não se sentem bem, independentemente de os alimentos serem integrais ou não. Muitas bebem uma aguardente digestiva depois de comer, que devido às suas ervas e base alcoólica ao menos ainda fornecem um pouco de calor à digestão.

Melhor do que aquecer depois, por exemplo, é comer um mingau de aveia pela manhã no lugar das frutas refrescantes. Os ingleses sabem por que o *porridge* (mingau de aveia) foi elevado à refeição nacional na ilha, um pouco fria. A aveia é o cereal que mais fornece calor (com canela por cima é ainda mais quente). Em vez do chá de hortelã, caracteristicamente preferido pelos tuaregues no Saara, porque eles buscam refrigério, recomendamos o chá de funcho ou gengibre, ou o temperado *jai* dos hindus. Na hora do almoço, as pessoas com constituição friorenta estão mais bem servidas com uma sopa quente, que pode aquecer ainda mais se for temperada com *curry*, pimenta, páprica ou *chili*. Ao contrário, os alimentos refrescantes como frutas frescas, e exóticas, alimentos crus e iogurte devem ser reduzidos.

A hipertensão dos homens

O pólo oposto da mulher de vida saudável e que se sente sem energia é o homem com tendência à hipertensão, que transborda de atividade, que sua em cada oportunidade e que quase não sente frio. Ele é tipicamente extrovertido, isto é, ele também diz algo que na verdade não contribui em nada para o assunto. Na quadra de *squash* ele sente-se muito bem e borrifa quantidades enormes de suor nos companheiros de jogo. Sua alimentação logo pela manhã consiste em ovos mexidos com *bacon*, na hora do almoço pode ser um grelhado picante precedido de uma sopa de carne; ao comer, ele logo se inunda outra vez de suor.

Em princípio, ambos podem trocar de pratos, só que eles não fazem isso, visto que para eles o inter-relacionamento entre alimentação e constituição física não deve estar claro.

A alimentação deve levar em conta o efeito dos alimentos

A um exame mais detalhado, o sistema do efeito térmico dos alimentos não é tão difícil de enxergar. Por exemplo, as plantas sempre crescem no lugar ao qual pertencem! As frutas cítricas na Europa, só são apropriadas no verão; além disso, elas crescem nos países meridionais, onde as pessoas que sofrem com o calor procuram refrescar-se.

Adapte sua alimentação às estações do ano e às condições climáticas

Que deve haver alguma verdade nisso, na Alemanha infelizmente muitas pessoas já o experimentaram pelo sofrimento. Quem estiver resfriado e receber o conselho de tomar bastante suco de limão — por causa do seu elevado conteúdo de vitamina C — compreende como isso é contraproducente. Mal segue esse conselho, logo sente-se pior, porque o esfriamento somente piora o resfriado. Nessa situação, teria sido melhor desfrutar de um chá de gengibre que provoca calor.

Outras pessoas sabem há muito tempo que devem incluir as estações do ano nas suas refeições para sentirem-se bem. Quem prefere fruta fresca pela manhã no verão e se sente bem porque esse resfriamento lhe faz bem, esperamos que renuncie a elas nas temperaturas gélidas do inverno.

Portanto, em si mesmo não existe um modo sadio de alimentar-se, mas apenas um modo apropriado a cada tipo de pessoa, que deve ser adaptado principalmente ao clima e às temperaturas reinantes no momento.

Uma mãe de quatro filhos não deve temer ter de cozinhar seis dietas diferentes no futuro. Basta colocar água quente na mesa em vez de chá, e cada um prepara a mistura adequada ao seu tipo. Do mesmo modo, uma abundante oferta de ervas e temperos pode ser servida à mesa de jantar, o que descontrai a situação e melhora a digestão e a sensação de viver de toda a família.

A tabela apresentada a seguir para a alimentação segundo o tipo físico pode dar as primeiras sugestões. Ela foi tirada do livro *Die Säulen der Gesundheit* [Os pilares da saúde].[20]

A alimentação segundo o tipo, conforme Barbara Temelie

QUENTE	MORNO	NEUTRO	REFRESCANTE	FRIO
	Cereais: Trigo sarraceno Aveia	Painço Milho	Arroz Dinkel Trigo	
	Legumes: Alho-porró Rábanos Cebola	Repolho Batata Cenoura Ervilha Salada da roça	*Sauerkraut* [repolho fermentado] Aspargo Espinafre Abobrinha Couve-flor Aipo	Pepino Tomate
	Frutas: Abricó Pêssego Passas	Ameixa Uva Figo	Maçã Pêra Melão Laranja Morango	Limão Banana Manga Melancia Kiwi
Temperos: Canela Pimena-de-caiena *Curry* Tabasco Noz-moscada	Manjericão Aneto Louro Cominho Manjerona alho	Açafrão	Sálvia Agrião	Sal Molho de soja Algas
Bebidas: Chá de gengibre Chá yogue Chá de funcho Vinho quente	Vinho tinto Café de cevada Café Licor	Suco de uva Cerveja preta	Suco de fruta Chá do fruto da roseira Chá de hortelã Suco de maçã Cerveja Vinho branco Cerveja de trigo	Água mineral Chá verde Chá preto Chá de genciana Chope Vermute
	Peixe: Truta Linguado Atum Lagosta Todos os tipos de peixe defumado	Carpas	Lulas Camarões	Ostras Caviar
Carne: Ovelha Cabra Carne grelhada em geral	Frango Faisão Caça	Vaca	Pato Peru Ganso	
	Lacticínios: Leite de cabra Queijo de leite de ovelha Queijo com bolor	Leite de vaca Manteiga	Coalhada Kefir Queijo fresco Requeijão	iogurte

A alimentação depois do jejum: resumo

Quem observar os três pilares da alimentação, portanto

1. composição dos alimentos conforme o tipo físico
2. alimentos integrais
3. uso conforme o tipo físico.

No futuro viverá essencialmente com mais energia, não terá acumulado tantos resíduos nocivos no próximo jejum e se sentirá perceptivelmente melhor. Com o passar do tempo e, principalmente, na cura pelo jejum, também vai poder liberta-se facilmente das tabelas e modelos e ficar sensibilizado para o modo correto de alimentação.

Por fim, o melhor conselheiro é a sensação pessoal, a intuição ou o médico interior — também durante o jejum. Na prática diária da vida (jejum)de todo modo apresentam-se perguntas para as quais não se encontram respostas exatas nos manuais. E nenhum médico exterior, por mais interessado que seja, pode chegar aos pés do médico interior, que para a sua cura pode servir-se na imensuravelmente grande farmácia dos próprios tecidos conjuntivos.

Uma receita patenteada modernamente com base antiqüíssima

O método Sunrider

Para o período depois do jejum e especialmente para as pessoas que ainda lutam contra os problemas de peso, existe um método de alimentação chamado Sunrider, que se mostrou eficiente de muitos pontos de vista. Por um lado, o efeito de desintoxicação e limpeza de resíduos nocivos é continuado; por outro, esta cura realmente tem um efeito de redução de peso que se constitui de vários pilares e não pode deixar de ser percebido.

Toma-se um chá chamado Calli que tem efeito emagrecedor e que, por outro lado, estimula a evacuação. Além disso, aparecem as misturas naturais de ervas, como são encontradas nos assim chamados *slim-Caps* ou no *Fortune Delight*, que contribuem para envolver as gorduras e excretá-las. Ademais, as misturas de ervas com base no tesouro tibetano de idéias são fáceis de tomar, visto que em geral podem ser obtidas em forma de meia-lua. A magia especial do método, que já tem muitos adeptos nos EUA e no Japão, certamente é devida à equiparação natural entre as forças do yin feminino e do yang masculino. Uma descrição mais detalhada encontra-se no meu livro *Entschlacken — Engiften — Entspannen* [Limpar os resíduos nocivos — desintoxicar — relaxar]. Os produtos só podem ser encomendados de usuários particulares.

A vida depois do jejum

Quando a alimentação entra nos trilhos depois do jejum, pode desenvolver-se mediante esses dois impulsos uma espiral ascendente na vida, que eu já pude observar muitas vezes com muita alegria nos pacientes. Por meio do período de jejum, o tecido em todos os âmbitos do corpo torna-se mais permeável e limpo, de que todos os órgãos se beneficiam. Quando o fígado desintoxica melhor, o organismo é impedido por menos toxinas; se, adicionalmente, entra boa energia por meio do novo modo de alimentação, que não joga novamente areia no mecanismo, mas dissolve a antiga, então também se instalarão novas idéias a curto ou longo prazo. Principalmente, porque os pensamentos podem fluir livremente, pois também o cérebro está mais permeável e flexível. Além disso, a nova alimentação, mais leve, o sobrecarrega menos; mesmo depois de comer, continuamos livres da sensação de plenitude e capazes de pensar com tanta clareza que nos concedemos uma sesta; esta, por sua vez, leva a capacidade de desempenho a alturas desconhecidas durante a tarde, o que imediatamente leva à mais eficiência e, a curto ou longo prazo, também leva ao sucesso.

Liberdade para o corpo e a mente

Desse modo, pode haver um desenvolvimento em que um atinge o outro e constantemente abrem-se novos âmbitos. Ganhamos tempo porque muitas coisas transcorrem com facilidade, e talvez desejemos usá-lo — especialmente quando é inspirado pela respiração mais livre — para nos movimentarmos mais. A forma de movimentação mais apropriada e cabível para o seu tipo logo será descoberta e, por sua vez, a desintoxicação será levada adiante pela transpiração suave e dará impulso à eliminação da acidez que na

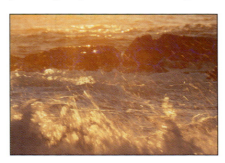

verdade já foi exigida pelo jejum e pela melhora da alimentação. Desse modo, a irrigação sangüínea continua melhorando e, desse lado, o trabalho cerebral é muito facilitado. Um cérebro que funciona cada vez melhor logo reconhece a necessidade do relaxamento profundo e para isso cria um oásis na vida diária, que por sua vez faz desabrocharem as fases de atividade.

Quando, com o tempo, o relaxamento se torna cada vez mais profundo, ou quando a própria alma é descoberta e reconhecida durante o jejum, pode aumentar a necessidade de pesquisar o sentido da própria vida e retomar e aprofundar as meditações iniciadas durante o jejum. Então, o próximo período de jejum será uma boa oportunidade para dar novos passos na profundeza da própria alma. Sem dúvida, a voz popular sabe que comer e beber mantém o corpo e a alma unidos. Basta deixarmos de comer durante o jejum e logo a alma consegue soltar-se e ser reconhecida como uma entidade independente. No meu primeiro livro, *Bewusst Fasten* [Jejuar com consciência] muitos caminhos bateram à porta da profundeza.

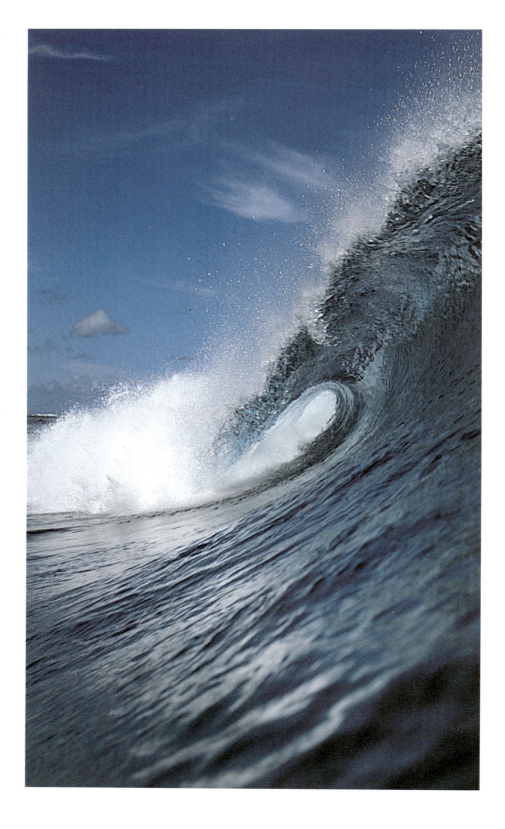

Apêndice

O jejum entre nós

Na primavera (antes da Páscoa perto do final do período do jejum cristão) e no outono (na semana de Finados e na semana anterior) entre nós há *dois seminários de jejum* seguidos. Começam com *Unser Körper — Tempel der Seele* [Nosso corpo — templo da alma], um curso de jejum ideal para o início; em seguida, o muito mais rígido, apoiado na tradição zen *Fasten — Schweigen — Meditieren* [Jejuar — silenciar — meditar]. Elaborados juntos, ambos os seminários podem chegar a um período de jejum de 16 dias de cada vez.

Além dessas quatro verdadeiras semanas de jejum, existem de cada vez *duas semanas de cura da primavera com base na sopa de legumes*, na maioria das vezes nas duas primeiras semanas de março em Montegrotto (Itália): 1ª semana "Desintoxicar — eliminar os resíduos nocivos — relaxar"; 2ª semana, por exemplo: "Energia e criatividade". Ambas semanas podem ser englobadas numa cura e podem ser associadas à vontade com a ingestão de frutas e verduras, mas também com a cozinha integral normal do hotel Garden.

Além disso, existe uma semana de passeio pela montanha, também com base na sopa de legumes segundo o lema eficaz "menos = mais", em que a gordura pode ser transformada em músculos de modo ideal.

Além disso, oferecemos uma **cura pelo jejum durante a psicoterapia dos sintomas das doenças,** que dura quatro ou duas semanas. De acordo com o/a terapeuta pode-se jejuar entre uma e quatro semanas paralelamente à psicoterapia.

Agradecimento

Pelas correções e estímulos agradeço a Christa Maleri, Susanne Miesera e Elisabeth e Evelyn Mitteregger.

Notas sobre os títulos de Dahlke

1. Veja também o capítulo mais detalhado em *Bewusst Fasten* [Jejuar com consciência] da Editora Goldmann
2. *Schlafprobleme* [Problemas do sono], Editora Goldmann, série Arkana-Áudio
3. *Tiefentspannung* [Relaxamento profundo], Editora Goldmann, série Arkana-áudio
4. *Veja Reisen nach innen* [Viagens para dentro de si mesmo], Editora Heyne
5. *Mandalas der Welt* [Mandalas do mundo] e *Arbeitsbuch zur Mandala-Therapie* [Manual de exercícios para a terapia com mandalas], Editora Hugendubel
6. Orgs., Franz Mühlbauer, *Den Tag beginnen* [Começar o dia], Editora Goldmann, série Arkana-Áudio
7. Orgs., Baldur Preiml,, Franz Mühlbauer: *Die Säulen der Gesundheit* [Os pilares da saúde], Editora Irisiana
8. Mais detalhes sobre o assunto em A. Neumann, *Die wunderbare Heilkraft des Atmens* [A maravilhosa força curativa da respiração], Editora Integral
9. *Entgiften — Entschlacken — Entspannen* [Desintoxicar e relaxar — caminhos naturais de purificação], Editora Cultrix.
10. *Entgiften — Entschlacken — Entspannen*, CD, Editora Irisiana
11. *Hauptprobleme* [Problemas da pele], Editora Goldmann, série Arkana-Áudio
12. De Robert Hössl: *Verdauungsprobleme* [Problemas digestivos], Editora Knaur/ Krankheit als Symbol [A Doença como Símbolo], Editora Cultrix
13. *Mein Idealgewicht* [Meu peso ideal], Editora Goldmann, série Arkana —Áudio
14. *Angstfrei leben* [Viver sem medo], Editora Goldmann, série Arkana- Áudio
15. Informações sobre nossa psicoterapia: www.dahlke.at ou no Heil-Kunde-Zentrum Johanniskirchen, D-84381,Johanniskirchen,Schornbach 22. Tel: 08564/819. Fax: 08564/1429. E-mail: Hkz-dahlke@t-online.de
16. *Wunschgewichtprogramm* [Programa para conseguir o peso desejado] e *Rauchen* [Fumar]. Ambos publicados pela Editora Goldmann. Série Arkana-Áudio

17. *Herz(ens)probleme*, [Problemas Cardíacos] Editora Goldmann. Série Arkana-Áudio
18. *Lebenskrisen als Entwicklungschancen* [As crises da vida como oportunidades de desenvolvimento], Editora Cultrix.
19. *Die Leichtigkeitg des Schwebens* [A leveza da flutuação], Editora Integral

Notas sobre os outros títulos:

20. Temelie, Barbara: *Ernährung nach den fünf Elementen* [A alimentação segundo os cinco elementos], Editora Joy
21. Grillparzer, Marion: *Die magische Kohlsuppe* [A sopa de couve mágica], Gräfe& Unzer.